JN073697

産科の感染防御ガイド

新型コロナウイルス感染症に備える指針

監修
日本産婦人科医会
日本母体救命システム普及協議会

編集
橋井 康二・関沢 明彦

MC メディカ出版

推薦のことば

　日本における新型コロナウイルス感染者の動向を見ると、東京都は8月9日、新型コロナウイルスの感染者が新たに331人確認されたと発表しました。1日当たりの新規感染者は4日連続で300人を超えており、都によると、20～30代が212人と6割超を占め、重症者は23人であると報告しました。全国の感染者数を見ると、8月9日では、100名以上は東京以外では大阪、愛知、沖縄、福岡で目立ち、総数では1,443名にもなります。

　この感染症は、2020年2月頃から国内で問題になりだしました。そして、3月からこの8月までの感染者数の経過を、改めて思い出してみましょう。

　わが国では、3月以降次第に感染者数が増加し始め、4月の感染者数が368名となった段階で、医療供給体制がひっ迫している地方の出現を考慮して、国は4月7日に7都道府県に、そして、4月17日には特別措置法に基づく緊急事態宣言を全ての都道府県に発令して、不要不急の帰省や旅行など都道府県をまたいで人が移動することを、蔓延防止の観点から絶対に避けるように求めました。その結果、住民の外出は控えられ、商店、レストラン、観光業界などは経済的に大打撃を受けたのですが、国民の行動規制の結果、4月11日の789名をピークに、その後、次第に感染者数が減少し、5月4日には100名となり、37都道府県で緊急事態宣言が解除されました。そして5月25日には感染者数が25名となり、全国の緊急事態宣言が解除されたのです。

　その後、このまま感染は終息することが期待されたのですが、実際は、6月26日には再び106名の感染者数を記録し、7月に入り、日を追うごとに感染者数は増加し、7月31日には、1,579名となっています。8月に入っても減少する気配は見えません。現在の感染者数は、4月7日に緊急事態宣言を発した時の368名の5倍の数となっているのです。当然、感染症の第二波が襲来していると宣言すべきデータなのですが、実際、国は、これ以上、住民の経済活動を抑えることはできず、この膨大な感染者数の毎日であっても、自宅待機要請、お盆はできるだけ移動しないように、繁華街では就業時間を短縮するようにとの提言以上には、何もできないのが現状です。7月、8月の第二波の特徴として、20代や30代が65%であり、感染のルートがわからないケースが多いと言われています。

　この度上梓される『産科の感染防御ガイド：新型コロナウイルス感染症に備え

る指針』は、まさに新型コロナ感染症第二波の真っ只中に、皆様の手に届きます。このガイドブックを開いて、院内の感染防御の施策の中に、また妊産婦を感染症から守るための対策に関して、見落としはないかを再度チェックしてください。今、我々ができることを細部にわたり記述してあります。もちろん国の支援を求めてはいますが、早い対応は期待できません。PCR検査が安全にできるようになりましたが、安心を求める無症状の妊婦の検査では、万一、陽性である場合には、感染症法による法的規制により症状がなくても保健所に届けて、保健所から指定の周産期施設を紹介され、隔離入院が義務づけられます。このような医療供給体制の整備が、各都道府県で不可欠です。その上で、妊婦に対してPCR検査の意義と課題を説明した上で、同意を得て、検査を受けてもらってください。

　このようなタイムリーな企画は、京都産婦人科医会、日本産婦人科医会医療安全委員会委員の橋井康二先生によりもたらされました。「これを医会医療安全委員会として作成したい」との有り難いお申し出により、医会医療安全委員会担当常務理事である関沢明彦 昭和大学産婦人科教授と橋井先生が編集を担当してくれました。執筆者は、どなたも学術的に正確で、臨床の現場に大変役に立つ記述をしてくれました。この企画と編集にご尽力いただいた橋井康二、関沢明彦両先生には、改めて厚く御礼申し上げます。

　最後になりますが、新型コロナウイルス感染症の服薬による有効な治療薬はまだ発表されず、妊婦に安全な治療薬の出現に関する情報はありません。またワクチン開発が進んでいますが、国民への安全な接種には、まだ時間がかかります。このような状況では、罹らないようにする以外に対応策はないのです。そんな時期に、感染症第二波に遭遇している産婦人科医は、本書の記述通り、妊産婦の安全を第一に考え、さらに医療人の感染防御を徹底することを怠らないようにお願いいたします。

　そのために、本書は最も適切な感染症ガイドブックですから、各部署に1冊は置いておき、いつでも紐解いて、参考にして、院内感染防御に役立ててください。

　2020年8月

日本産婦人科医会 会長　木下勝之

刊行にあたって

　2020年1月末に新型コロナウイルス感染症がわが国に入ってきて以降、急速に感染者が増加しました。4月には緊急事態宣言が発動され、学校や企業活動が一時停止する事態に陥りました。このような中、産婦人科医はウイルス感染対策の知識は乏しかったわけですが、産婦人科診療を継続するために、試行錯誤で感染対策を積み上げながら、日々の診療を行ってきました。また、その努力によって産婦人科診療の中でクラスターが発生したという報告は今のところありません。7月に入り再度感染者数が急速に増加し、感染拡大の第二波となっており、どこまで感染拡大がすすむか見えない状況で、妊産婦の感染者の増加も懸念されています。

　このような状況下で、各医療機関において改めて新型コロナウイルス感染症に対する感染対策を見直して、備えを固めて取り組むことが重要になってきています。本書はこれまでに積み上げた感染対策を1冊の本に整理したものであり、感染対策を再確認するためにご活用いただきたいと考えております。本書をご活用いただくことで、各医療機関でこの不安な状況を克服し、現状の産婦人科医療が継続していけることを祈念しております。

　2020年8月

関沢 明彦

はじめに

　新型コロナウイルスは病態が十分解明されていないという点でステルス性を持っていると言えます。気付かぬ間に身体に感染するのとは別に、理解を超えたものや得体の知れないものに恐怖を覚える我々の心の中に侵入してきます。結果として、感染を防ごうとする医療者の理性と冷静な判断力を奪い、パニックを引き起こすのがこのウイルスの厄介なところです。精度の高い診断法も効果的な治療法も確立していない不安定な状況がさらに我々の恐怖感を増長させます。不安に駆られて病診連携の絆を崩すような行動に出ると、これまで世界有数の成績を維持してきた我が国の周産期医療に大きな打撃を与えてしまいます。本書では首都圏の感染拡大の中で、周産期医療の体制維持のために獅子奮闘された先生方に彼らが構築した仕組みについて詳細に解説していただきました。感染症対策の体制作りの参考にしてください。

　私も近隣の複数の施設で院内感染が発生した際には背筋が凍る思いがしました。感染対策といっても既にマスクなどの医療資源は欠乏しており、具体的に何から始めてよいかわからず、右往左往するばかりでした。感染対策の基本を理解していればもっと冷静になれたと思います。本書では新型コロナウイルスの病態、妊婦への影響、検査方法、パンデミックへの対応、感染妊婦の分娩、新生児の扱い、3密回避の中でストレスを抱えている妊産婦の精神的ケアなどについて専門の先生方が現時点でのエビデンスに基づいた貴重な情報を提示してくださいました。産科の臨床現場ですぐに役立つ知識だと思います。さらに感染症対策の専門の方に産科の臨床現場で必要な感染防御の基本について解説していただきました。その多くは新型コロナウイルスに限らずさまざまな感染症への対策にもなります。

　本書で新型コロナウイルスの病態について理解を深めた上で効果的な感染防御でガードを固めつつ冷静に対応すれば、ステルス性の高いウイルスといえども容易に心身に忍び込んでは来れません。周産期に関わる全てのスタッフがこのテキストを参考にウイルスを正しく恐れ、冷静に対応することで、母児は言うに及ばず、周産期に関わるスタッフ全員が無事に波を乗り越えることを祈ってます。

2020年8月

橋井 康二

産科の感染防御ガイド

Contents

執筆者一覧

[監修]

日本産婦人科医会・日本母体救命システム普及協議会

[編集]

橋井康二　医療法人ハシイ産婦人科 院長、日本母体救命システム普及協議会 理事
関沢明彦　昭和大学医学部産婦人科学教室 教授、日本母体救命システム普及協議会 理事

[執筆]

章 前	平原史樹	横浜市病院経営本部長（病院事業管理者）、横浜市立大学名誉教授・客員教授 日本産婦人科医会 副会長

第1章

1	早川　智	日本大学医学部病態病理学系微生物学分野 教授
2	鈴木俊治	葛飾赤十字産院 副院長
3	新垣達也	昭和大学医学部産婦人科学講座 講師
	関沢明彦	同 教授
4	西村秀一	国立病院機構仙台医療センター 臨床研究部ウイルスセンター センター長
5	椎木創一	沖縄県立中部病院 感染症内科 副部長
	高山義浩	同 感染症内科 副部長
	大畑尚子	同 産科 副部長
6	中井章人	日本医科大学多摩永山病院 院長
7	倉澤健太郎	横浜市立大学医学部産婦人科学教室 准教授
8	山畑佳篤	京都府立医科大学 救急・災害医療システム学 講師

第2章

1	朝野和典	大阪大学大学院医学系研究科感染制御学 教授
2,3	橋井康二	医療法人ハシイ産婦人科 院長
	池田裕美枝	京都大学大学院医学研究科健康情報学分野
	村上あおい	京都市立病院 看護部 感染管理認定看護師
4	黒星晴夫	京都府立医科大学附属北部医療センター産婦人科 講師
	北脇　城	京都府立医科大学大学院医学研究科女性生涯医科学 教授
5	野崎昌俊	大阪母子医療センター 新生児科/感染症科 副部長
	和田和子	大阪母子医療センター 新生児科 主任部長
6	山下　洋	九州大学病院 子どものこころ診療部　特任准教授
7	松田秀雄	松田母子クリニック院長

[執筆・撮影協力]

WEB動画　山本舜悟・村上あおい（京都市立病院）、池田裕美枝（京都大学大学院医学研究科）、来住知美（岩倉駅前たはらクリニック）、橋井康二・藤井治子・丸山俊輔・中川さくら・北浦浩子（医療法人ハシイ産婦人科）

リーフレット　清川　晶（大阪赤十字病院）永田理希（ながたクリニック）、医療法人ハシイ産婦人科

8

産婦人科医療を新型コロナウイルス感染症から守るために

Key Point

- ☑ 感染症法かつ特措法下で周産期・産婦人科医療をいかに適切に運用するかが重要である。

- ☑ 自治体／保健所（行政）、産婦人科／小児科、消防救急、連携医療機関の密なる連携が重要である。

- ☑ 妊婦の感染に対する心理的不安に医療者、行政が寄り添う医療、社会環境を構築する。

- ☑ これからの種々の新興感染症に対する医療体制を整備し、備える必要がある。

はじめに

　2019年末から流行しはじめた新型肺炎は中国武漢を皮切りに瞬く間に中国内外へと拡がり、短期のうちにパンデミック感染症として世界中を席巻するに至った。当初は高年齢層に重症化する例が中国から報じられていたが、多くのインバウンドを迎えるわが国においては、瞬く間に輸入感染症として都会を中心に流行が拡がり、全国で事態は深刻さを増した。

　医療機関の危機的逼迫事態も各地で散見され、我々はいかに対応すべきか、とりわけ母児を守る使命を担う専門領域としてその役割を果たすことが急務かつ重要な責務となった。「産婦人科診療を守れ」との危機感と使命感で多くの産婦人科領域の医療者が現場で活躍し、国、政府もさまざまな取り組みを展開した（**表1**）。

　本項では2020年が明けた年始から不穏な動きに包まれた中で医療と社会を守るべく皆が活動してきた経緯と課題を記載したい。

表1 わが国における新型コロナウイルス感染症に関する主な国内外、産婦人科関係の動き（時系列経緯）

年月日	主な動き（政府、国内）	主な動き（周産期・産婦人科関係）
2019年12月中旬	武漢で肺炎流行拡大の情報流布	
2020年1月上旬	連日国内報道、国際問題化へ	
1月16日	中国からの帰国者の神奈川県での陽性例報道（国内初）	
1月25日	武漢ロックダウン、都市閉鎖	
1月28日	奈良県のバス運転手が陽性（国内初感染例）	
1月28日	政府　指定感染症と決定	
1月29日	武漢からのチャーター帰還便第1便	
1月31日	世界保健機関（WHO）「国際的に懸念される公衆衛生上の緊急事態（PHEIC）」指定	
2月1日	政府　帰国者・接触者外来、同相談センター設置へ	
2月3日	横浜港へダイヤモンドプリンセス号入港停泊、厚労省検疫官入船	
2月4日		医会HP第1報：妊婦さん向け、会員向け（2020年6月8日までに第8報まで）
2月9日	政府　厚労省「新型コロナウイルス感染症患者等の入院病床の確保について（依頼）」	
2月13日	屋形船から2名陽性確定 わが国初の死亡例（死後判明）（神奈川県）	
2月13日	政府　「新型コロナウイルス感染症に関する緊急対応策」発表	
2月16日	政府　専門家会議開催	
2月17日	政府　厚労省「新型コロナウイルス感染症に関する行政検査について（依頼）」（PCR検査基準など）	
2月19日	横浜港ダイヤモンドプリンセス号船客一斉下船	
2月25日	政府　「新型コロナウイルス感染症対策の基本方針」発表	
2月26日	政府　大型イベント中止要請（2週間）	
2月27日	政府　全国休校要請、3月2日から春休みまで	
2月28日	北海道知事　外出自粛声明	厚労省「母子保健事業等の実施に係る新型コロナウイルス への対応について」
3月1日	政府　厚労省「地域で新型コロナウイルス感染症の患者が増加した場合の各対策（サーベイランス、感染拡大防止策、医療提供体制の移行について」（自宅隔離策含方針） 東京マラソン施行	厚労省　同左で妊産婦受け入れ体制協議を促す
3月3日		厚労省「子育て世代包括支援センター等相談支援を実施する事業に係る新型コロナウイルスへの対応について」
3月4日	政府　PCR検査保険適用へ	医会　各都道府県医会長へ県単位で周産期受け入れ施設の協議・調整、周知を要請

（次ページへ）

(前ページから)

3月4日		3学会(日本産科婦人科学会、日本産婦人科医会、日本産婦人科感染症学会) 医師向け合同版情報提供 1版 2020年6月までに3版まで発表
3月6日	政府 厚労省「新型コロナウイルスの患者数が大幅に増えたときに備えた医療提供体制等の検討について(依頼)」	
3月7日	海外からの入国者への水際対策強化開始	
3月11日	WHO パンデミック宣言 イタリアほか欧州、米国でも一気に患者急増	
3月13日	政府 「新型インフルエンザ等対策特別措置法の一部を改正する法律」(法律第4号。令和2年3月13日公布、3月14日施行)	
3月17日	政府 「新型コロナウイルス感染症(COVID-19)診療の手引き・第1版」発表	
3月19日	政府 厚労省「新型コロナウイルス感染症に対応した医療体制に関する補足資料の送付について」(医療体制、病床確保、県調整本部設置など) 大阪・兵庫往来自粛 理論疫学情報提供	厚労省 左記にて各県での周産期医療協議会などでの検討例示
3月20日	3連休を契機に都内で患者急増	
3月24日	東京五輪開催延期決定	
3月25日	東京都知事 外出自粛声明	
3月26日	政府 日本への入国制限を世界各国へ拡大 政府 厚労省「新型コロナウイルス感染症の患者数が大幅に増えたときに備えた入院医療提供体制等の整備について(改訂)」	医会 各地方医会長へ妊婦受け入れ体制の進捗照会と早急の構築を再要請、確認
3月27日		厚労省「妊婦に対する健康診査についての望ましい基準の一部を改正する告示の公布について(通知)」
3月29日	志村けん氏死亡で話題に	
3月30日	国内発生数約2,000名に達す	医会 全会員へ向けて緊急事態切迫のアラート
4月1日		厚労省 妊婦向けに注意点や発熱時などの対応などについて記載したリーフレット作成など、普及啓発
4月6日	軽症者宿泊療養開始(東京都)	
4月7日	政府 緊急事態宣言(7都府県)	
4月8日	政府 妊婦へマスク配布決定	医会 記者懇談会にて情報提供
4月9日		厚労省「新型コロナウイルスの感染拡大に伴う令和2年度における『不妊に悩む方への特定治療支援事業』の取扱い」について 学会・医会 個別に主治医対応を
4月16日	政府 全国へ緊急事態宣言	厚労省「新型コロナウイルスに感染した妊産婦等に係る今後の医療提供体制に関する報告依頼について」

(次ページへ)

(前ページから)

4月17日	東京都発生患者206人最多、全国計約1万例 東京都医療崩壊切迫	
4月21日		厚労省　外出自粛の妊婦向けポスター 学会・医会　妊婦里帰り分娩につき声明「妊婦の皆様へ～里帰り(帰省)分娩につきまして」
4月30日	政府　令和2年度第1次補正予算成立(雇用支援、検査拡大、医療機器、防具確保)	
5月1日		学会・医会HP「新型コロナウイルスに対する濃厚接触の判断基準と予防策」
5月4日	政府　緊急事態宣言5月末まで延長	
5月7日		厚労省「妊娠中の女性労働者の新型コロナウイルス感染症に関する母性健康管理措置」(就労妊婦の申し出にて作業の制限、出勤の制限を義務付け)
5月14日	政府　緊急事態宣言解除　39県 21日関西、25日全国解除(首都4都県解除含)	
5月18日	厚労省　「新型コロナウイルス感染(COVID19)診療の手引き・第2版」発表	
5月20日		日本産婦人科・新生児血液学会から「新型コロナウイルス感染での血栓塞栓症の発症に対する注意喚起」
5月27日		厚労省「新型コロナウイルス感染症に対応した妊産婦に係る医療提供体制・妊婦に係る新型コロナウイルス感染症の検査体制の整備について」(妊婦PCR検査、陽性妊婦への管理基準提示)
5月29日	厚労省「HER-SYS」新型コロナウイルス感染者等情報把握・管理システム全国運用へ	
6月2日	厚労省「2019-nCoV(新型コロナウイルス)感染を疑う患者の検体採取・輸送マニュアル」の改訂について」(唾液でのPCR検査認可) 東京アラート(11日まで)	厚労省「母子保健事業等の実施に係る自治体向けQ&A」(妊婦健診、里帰り、産後ケアなど)
6月12日	政府　令和2年度第2次補正予算成立(医療提供体制支援、医療スタッフ支援　雇用調整)	
6月19日	厚労省　新型コロナウイルス接触確認アプリ(COCOA)開始 県をまたぐ移動解除	
6月26日	患者数18,197　死亡者数969　退院数16,320	

新たな感染症は突然、嵐のように：ダイヤモンドプリンセス号から起こった医療崩壊危機

　中国武漢を中心に2020年1月から一気に急増し始めた新型肺炎は、同市のロックダウンを招く一方で広く世界へと拡がった。日本では2020年1月16日に新型コロナウイルス感染症の第1例が確認され、さらには武漢からチャーター機で帰還者が入国した後、2月3日夜には複数の感染乗客発生との事前情報を発しながらダイヤモンドプリンセス（DP）号が急行便として横浜港に入港し、日本での新型コロナウイルス感染症の本格的騒動が始まった。DP号からは乗客・乗員計3,700余名から最終的に723名もの感染者（国内対応患者）が発生し、乗客として元気に乗船した方々から不幸にも13名が死亡するに至った。

　DP号の船内は船籍英国、船主米国の外国のままであり、横浜港に横づけされたものの大変中途半端な状態（全員検疫観察下に停留され通関未了）のまま船内からはSARS-CoV-2陽性と判明した患者はもとより、SARS-CoV-2陽性かどうかわからない未検査のまま体調を崩した乗客などが入国検疫手続き未完のままひっきりなしに救急患者として船外に搬出され、事前の予告も準備もできないまま横浜市内の基幹中核・大学病院に次々と搬送され、瞬く間に各病院も対応限界、収容困難な状態に陥った。多くは高齢で外国籍の方もおり、市内の主要医療機関の感染症対応に耐えうる個室（重症対応）は中等症・重症者で埋め尽くされた。次々と船内で判明した陽性の軽症患者は関東一円はもちろん、東海、東北、関西まで感染症指定病床を目指して域外搬送された。長距離の隔離搬送であり患者はもちろん、搬送にあたった消防救急、自衛隊、民間救急などの活躍はまさに広域災害救急そのものであった。このような形で一気に中等症、重症の患者が出てくると医療（とりわけ救急）はあっけなく崩壊に瀕するとは、このとき行政も医療サイドも深刻に認識することとなった。

医療崩壊を起こさないために

保健所・感染症病床を守れ

　新型コロナウイルス感染症は2020年1月末には指定感染症と法規定がなされ、しかもハイレベルの2類感染症相当（ちなみに季節性インフルエンザは5類感染症）として隔離入院を原則とすることとなり、限られた感染症病床はDP号からの患者で瞬く間にあふれる事態を迎え、国は窮余の策としてその後、一般病床への入院許可を表明した。

　そもそもわが国においては、全国で約1,800余床の感染症病床を持つ感染症指定医療機関は、近代的な一部の病院を除けば、多くは昔の「伝染病院」の形態を維持しており、下痢、肺炎などを隔離して時間をかけて治すような大部屋の古い形式のものが多い。今回のような感染伝播力が強く、一気に悪化する患者を先進的医療監視体制下に診ることのできる隔離病院は極めて少なく、急性期病態を示す新型コロナウイルス感染症の受け入れ医療提供体制は混乱し困窮した。政府はこの

危機感から3月13日には「新型インフルエンザ等対策特別措置法（特措法）」の改正法を成立させ、さらなる緊急事態へ向けた施策を可能にした。

また、しばしば話題となる「クラスター」解析は、本来は地元密着の保健所の基本業務であるが、都会で一気に急増した患者集団を前にして機能不全の危機に瀕した。保健所が行政検査として行うPCR検査（保険適用となっても指定感染症である限り、あくまで陽性と判断されれば行政措置がとられる「行政検査」である）についても、帰国者・接触者相談センターへの症例照会や一般市民からのおびただしい数の相談に対応するのも保健所である。さらにPCR検査の検体採取、検体の保管搬送、検査解析をするのも保健所の業務であり、陽性者が出た場合にはさらに次々と複雑な段取り手続きが待ち構える。

すなわち隔離入院先の調整、隔離搬送、法的諸手続きをはじめ、患者周囲の感染者の有無の確認、濃厚接触者の決定とその健康観察など、2次、3次、4次感染への予防対応策、またその間に行われる行政としての公表（記者会見など）の対応もみな、保健所の仕事である。

現在、わが国の保健所は1990年代に存在した数の約半分にまで集約・スリム化されているのが実態であり、今回の新型コロナウイルス感染症の大嵐の中で真っ先に保健所の業務がオーバーフローとなった。有事の備えをしているとは言え、一気に業務が過剰に負荷され消化不良になったのが現実である。有事に備えて保健所業務にコンバートできる人材を役所全体の中に擁していたとはいえ、尋常ではない業務量とともに寝食を忘れてミッションに励んでいた保健所のチームがこのコロナパニックの中で奮闘していた。

■ 救急医療・重症病棟を守れ

横浜ではDP号の入港以降、それまで心筋梗塞や脳卒中などの対応で24時間、目いっぱい忙しかった救命救急医療の現場に、一気に新型コロナウイルス感染症患者が予告もなしに、前準備もできないままなだれ込んできた。大慌てで救急、集中治療棟をゾーニングしたり勤務シフトを変えたりと、多くの高度急性期病院が命を争う救急医療を差し控えながら新型コロナウイルス感染症に対応し、救命救急医療への深刻な影響が生じるに至った。やがて4月の東京での急増時には、DP号の折に横浜で起こった出来事と同じ事態を繰り返すこととなった。

今回の新型コロナウイルス感染症の特徴として、重症感の自覚症状なしに肺炎が悪化していたり、急変して救命対応になったり、体外膜型人工肺（ECMO）を要するケースが頻発した。したがって軽症陽性者のみをもっぱら受け入れる感染症病院という枠組設定も、いざというときには役に立たず、さりとてみな重症用病院に収容するとオーバーフローとなるという二律背反となり、適切に患者をマッチングする困難さが際立った[1]。クルーズ船からの患者を受け入れた病院からは、経過が読めないとの怖さが報じられていた。

一方では、普段なら冬場のインフルエンザなどに関連した肺炎、誤嚥性肺炎の多くを受け入れる街中の一般救急病院が新型コロナウイルス感染症を恐れて診療対応を躊躇しはじめ、救急搬送の目詰まりが顕著となった。ニューヨークやイタリアほどの混乱した戦場状態に陥る事態は寸前で防ぐことができたが、東京でも救急搬送がしばしば滞りはじめ、隣県の高度急性期救急病床へと広域に重症患者が転送されはじめていた。

Y-CERTの誕生：行政と医療現場をワンストップ窓口の司令塔に

　感染症法でがんじがらめの診療が混乱する中で、患者が発生するごとに発生現場、医療機関はもとより、保健所への届出から受け入れ先病院が決まるまで膨大な調整業務（連絡、調整、決定、実行のプロセス）が待ちかまえる。しかも街中の病院ですでに入院治療している肺炎も「コロナの疑いあり」となれば、ただちに感染症の専門家のいる病院へ転院させてほしいとの要望も加わるとなれば、もはや保健所だけでの対応は限界となる。

　どの病院も二つ返事で受け入れてもらえない環境の中、横浜市ではDP号騒動のときから保健所、救急、基幹受け入れ病院が絶えず顔の見える関係を築いて連携してきた。そこで、2020年4月5日に横浜市にY-CERT（Yokohama coronavirus emergency rapid response team：ワイサート）；横浜市新型コロナウイルス感染症・医療調整本部を設置し、情報の一元化と指揮・指令系統のワンストップセンターとしてコロナ患者の発生時にはこのY-CERTを通して対応することにした（**図1**）。受け入れ病院として市内の高度急性期を含む15以上の基幹病院（大学も含む）が連携し、各病院の「院長−救急窓口−感染チーム」同士がY-CERTで連結し、さらには医師会、病院協会も加わり、顔の見える関係性の中で活動することとなった。リアルタイムの状況に臨機応変に動くことをモットーとした献身的な組織（メンバー）が医療崩壊を未然に防いだ[2]。

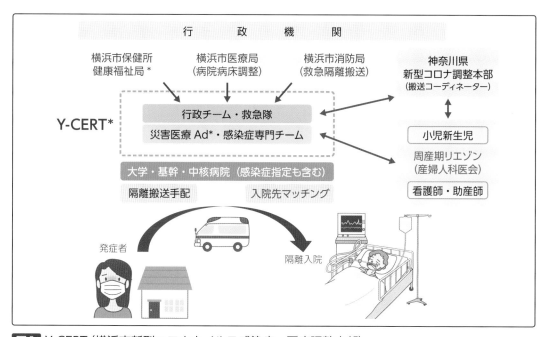

図1 Y-CERT（横浜市新型コロナウイルス感染症・医療調整本部）
Y-CERT：Yokohama coronavirus emergency rapid response team
横浜市健康福祉局：保健所、感染症統括部局
災害医療Ad：災害医療アドバイザー（救命救急医、医師会）

周産期医療・産婦人科医療を守るために

　流行当初は妊婦の予後はどうなるのかわからないまま、日本産婦人科医会としては武漢からのわずかな情報と厚生労働省からアナウンスされる資料をまずは迅速に伝え、同時に母児を預かる主治医にも情報を共有してもらう必要があった。

　2020年2月4日には、わかる範囲でまずは第1報として日本産婦人科医会HPで妊婦向け、会員向けに情報を発信し、その後、わかり次第続報を出すことにした。幸い2020年6月20日までに第8報まで更改され、現在も更新継続中である[3]。

　現在でも新型コロナウイルス感染症の初期症状は軽いかぜ症状（味覚・嗅覚異常も含めて）であるとのアナウンスには変わりはない。また無症状のときから病原体が放出されていることもわかってきた。インフルエンザのように最初から重たい症状なら誰しも気付くし、出歩くことも控えるであろう。無症候病原体保有者、軽症患者から最終的に20％の重症化患者が発生する不気味さが浮き彫りとなり、我々自身、医療者の防護具不足、プリコーションも重大な課題となった[4]。

　とりあえず妊婦は不要な出歩きを避けるようにとのアナウンスは今でも重要であるが、不安に思う妊婦が人込みを避け、通勤にも恐怖感を感じることなどから、妊婦へ向けての国のメッセージはいかに「妊婦の安全を守り」「妊婦の不安に寄り添う」かに注力されたものとなっている。

　2020年5月7日には感染の恐れに関する心理的なストレスなどを事業主に申し出た場合、必要な措置を事業主に義務付けるなどの規定が運用されたほか、希望する妊婦へのPCR検査の公費負担などが示されている（**表1**）。

おわりに

　妊婦を感染から守る最善の努力は行う。しかしながら、妊婦も感染する。その妊婦を誰が、どのように守り、つつがなく妊娠経過の道案内をするかは、私たちの重要なミッションである。今回の新型コロナウイルス感染症に限らず、今後また起こるであろう再流行の波に備えることはもとより、未来に向けて、未知の新興感染症の脅威に備えるためにも、多くの課題に取り組まなければならない。

引用参考文献
1) Kato H, et al. Clinical course of 2019 novel coronavirus disease (COVID-19) in individuals present during the outbreak on the Diamond Princess cruise shipInfect. J Infect Chemother. 2020;26(8):865-9.
2) Takeuchi I. COVID-19 first stage in Japan - how we treat 'Diamond Princess Cruise Ship' with 3700 passengers? Acute Med Surg. 2020;7(1):e506.
3) 日本産婦人科医会. COVID-19関連情報（2020年2月〜）. https://www.jaog.or.jp/covid/
4) 日本産科婦人科学会周産期委員会「周産期における感染に関する小委員会」. 新型コロナウイルス感染予防対策のWEBアンケート結果報告書. 2020年5月11日. http://www.jsog.or.jp/modules/news_m/index.php?content_id=792

（平原史樹）

第 1 章

新型コロナウイルス感染症概論

1 新型コロナウイルス感染症とは

Key Point

☑ 新型コロナウイルス感染症（COVID-19）はコウモリからのヒトへの感染性を獲得した一本鎖RNA（プラス鎖）の新型コロナウイルス（SARS-CoV-2）による新興感染症である。

☑ 感染者の85％は軽症あるいは無症状だが、15％が重症化し、1～5％は呼吸不全やサイトカインストームによる全身臓器の障害、血栓症で死に至る。

☑ 予防には人との距離をあける、マスク着用、密集・会食を避けるなどに加えて、空気中では数時間で不活化するが平滑面で数日間感染力を保つので、多くの人が接触するところの清掃と消毒が必要である。

☑ SARS-CoV-2に対するワクチンは開発段階であり、特効薬もない。重症者には酸素投与に加えて、抗サイトカイン療法や抗凝固療法、限定的なステロイド投与が行われている。

☑ 妊娠における重症度は非妊娠者に比べて特に高いとは言えないが、一定の頻度で母体死亡や子宮内感染例が報告されている。

はじめに

　古典ギリシア語で、時を意味する語にはクロノス（Κρόνος）とカイロス（Καιρός）がある。ともにギリシア神話の神々の名であり、前者は鎌（あるいは鋏）を持った、後者は天秤を持った老男神である。過去から未来へ、一律に流れてゆく物理的な時間がクロノスであり、何らかの事件でそれまでの社会や秩序、個人にとっての価値観や認識が変わる主観的な時がカイロスである。今回の新型コロナウイルスのパンデミックは、わが国にとって明治維新や第二次世界大戦の終戦にも匹敵するカイロスであろう。しかしながら、長い歴史の上で感染症の大流行による社会の変化はたびたび生じている。近くは100年前のスペイン・インフルエンザ、遠くは500年前のコロンブス交換による梅毒の流行、さらに遡って700年昔の黒死病（ペスト）であろうか。これら同様、新型

コロナウイルスの流行は全世界に大きな影響を与えているが、産婦人科医療も例外ではない。

新型肺炎

　日本がカルロス・ゴーン氏の国外逃亡で沸いていた2019年12月30日、中国保健機関は湖北省武漢での「原因不明の肺炎」の発生を報じた。翌2020年1月7日には原因が新種のコロナウイルス（2019-nCoV）と特定され、遺伝子も同定された。WHOは2月11日、本ウイルスによって引き起こされる疾患名をCOVID-19、国際ウイルス命名委員会はウイルス名をsevere acute respiratory syndrome coronavirus 2（SARS-CoV-2）と決定した。

　この感染症は瞬く間に世界に広がり、3月11日、WHOはパンデミックを宣言した。日本でも感染者が増加し、政府は4月8日に7都道府県に、16日には全都道府県に緊急事態宣言を発令した（5月25日には解除）。臨床的には感染者の85％は軽症あるいは無症状だが、15％が重症化し、1〜5％は死に至る（図1-1）。重症者では間質性肺炎に加えて、サイトカインストームによる全身臓器の障害や血管内皮でのウイルス増殖による微小血栓形成が病態に関与する。致死率はイタリアでは14％、イギリスで13％、アメリカ合衆国とわが国はともに5％程度であるが、感染者数が米国では485万人を超えているのに対し、わが国では41,000人である（2020年8月5日現在）。米国では黒人やヒスパニック系に死亡者が多く、白人や東洋系には少ない。これには経済格差と同時に、民族ごとに感受性が違うのではないかとする仮説が提唱されているが、その背景は不明である[1]。

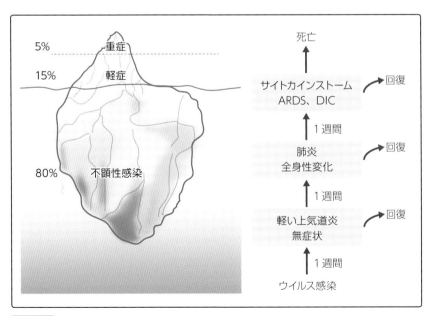

図1-1 新型コロナウイルス感染症の転帰

SARS-CoV-2とは

　SARS-CoV-2は分類学上、コロナウイルス科Family *Coronaviridae*のオルソコロナウイルス亜科（*Orthocoronavirinae*）に属する。脊椎動物には約150種のコロナウイルスが知られ、宿主動物の特異性は比較的高い。オルソコロナウイルス亜科に分類されるウイルス粒子は、直径100〜120nmの球形でエンベロープを有する。その表面には20nm程度の棘のようなスパイクタンパクがあり、電子顕微鏡写真ではその形状が王冠（コロナ）に似ているために命名された（**図1-2**）[2]。

　ゲノムは直鎖状の一本鎖RNA（プラス鎖）である。ゲノムサイズは27〜32kbとRNAウイルスの中でも大きいため、複数の遺伝子を乗せる余裕がある。5′末端にキャップ構造、3′末端にポリA配列、5′末端に約70bのリーダー配列、5′および3′末端にポリAを含む500b以下の非翻訳領域がある。コロナウイルス亜科のウイルスが共通して持っている構造タンパクは、ヌクレオカプシド（N）タンパク、スパイク（S）タンパク、インテグラルメンブレン（M）タンパク、そしてエンベロープ（E）タンパクである。Sタンパクは感受性細胞膜上の受容体への結合および細胞侵入に関与し、MタンパクとEタンパクはウイルス粒子の集合および出芽に関与する。細胞表面に発現する受容体とSタンパクが結合し、ウイルス膜と細胞質膜が融合して侵入、あるいはエンドソームに輸送され、酸性環境下で細胞内プロテアーゼによりSタンパクが構造変換し、エンドソーム膜と融合

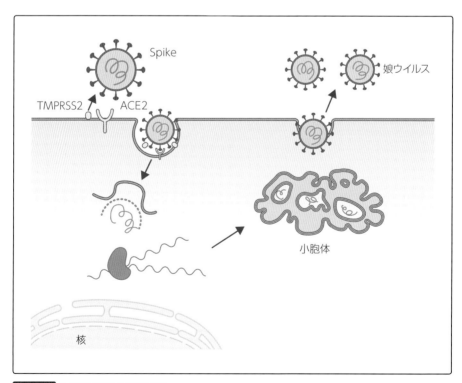

図1-2 SARS-COV-2の感染

して侵入する。ウイルス複製は細胞質で生じ、ウイルス粒子は細胞内小胞に出芽し、エクソサイトーシスにより細胞外に放出される。エンベロープウイルスなので、アルコールなどの消毒薬や石鹸で容易に不活化できる。ウイルスは主に気道分泌物中に分泌されるが、消化管にも分泌されるため、糞便などの汚物に触れる可能性のあるトイレの清掃や、トイレ利用後の手洗いは極めて重要である。感染経路の大部分は飛沫感染であり、空気感染の可能性は極めて低い。空気中では数時間で不活化するが、机やキーボードなどの平滑面で数日間感染力を保つので[3]、キーボードやタッチパネル、手すりなど公共機関で多くの人が接触する可能性のある所の清掃と消毒が必要である。

ヒトのコロナウイルス感染症とSARS-CoV-2

　オルソコロナウイルス亜科に属するウイルスはさまざまな動物種を宿主とするが、ヒトに感染するのはアルファコロナウイルス属の（human coronavirus）229E、NL63（かぜ症候群）、ベータコロナウイルス属のOC43とHKU1（かぜ症候群）、SARSコロナウイルス1型（SARS-CoV-1）、中東呼吸器症候群（MERS）コロナウイルス（MERS-CoV）の6種類のみであった。今回、新型コロナウイルス感染症の原因ウイルスであるSARS-CoV-2もシークエンス解析からベータコロナウイルス群に属すると考えられている。哺乳類や鳥類にはおのおの固有の宿主を有する多くのウイルス種が知られているが、稀ならず種の壁を越えて家畜や伴侶動物、野生動物由来のコロナウイルスが他の動物種に感染する。今回のSARS-CoV-2は近縁のウイルスがコウモリやセンザンコウに存在することから、食用として取引されたこれらの野生動物由来のウイルスがヒト－ヒト感染を起こすように変異したと考えられるが、これは他のコロナウイルスでもしばしば見られる現象である[4]。一般に、新興感染症は動物の感染が人獣共通感染症となり、やがてヒト－ヒト感染を起こすように進化するが[5]、今回は図らずもその経過を我々は目の当りにすることになった。SARS-CoV-2はSARS-CoV-1と近縁であるが、それ以上に近縁なウイルスがコウモリやマレーセンザンコウから見つかっており、SARS-CoV-1から進化したわけではない。全シークエンス解析から明らかになったSARS-CoV-2の特徴の一つは、Sタンパクに新たにFurin切断サイトを獲得した点がある[6]。ゴルジ体にある宿主由来のプロテアーゼFurinは、ウイルスのSタンパクを切断して活性化し、ウイルスが細胞に感染できる状態にする。SARS-CoV-1など他のコロナウイルスでは別のプロテアーゼ切断サイトがTMPRSS2による切断を受けることから、SARS-CoV-2の臨床像がSARS-CoV-1と異なる要因の一つは、Furin切断サイトの獲得によると考えられている。本疾患が出現した直後、このウイルスにはHIVに類似した遺伝子構造が含まれ、すわ中国による生物兵器かという論文が出たがすぐに撤回された。ウイルスの遺伝子にはたまたま似た言い回しが出てくることはよくあるが、偶然の一致に過ぎないのである[7]。自然界のホスト動物は先に述べたコウモリと考えられているが、ネコや犬などのペットにも感染しうることがわかっている。現時点ではペット動物からヒトへの感染は報告がないが、接触後は手を洗う、食器を分けるなどの配慮は必要であろう。

SARS-CoV-2に対する免疫応答とワクチン

　SARS-CoV-2感染後1〜2週間で特異的な抗体が誘導されること、回復者には高い抗体価が見られることから、ヒトがこのウイルスに対して獲得免疫応答を来すことは間違いない[8, 9]。しかし発症1〜2週後に重症化して急性呼吸窮迫症候群（ARDS）を来したり、サイトカインストームによる多臓器不全を来す症例が一定の頻度で存在することから、SARS-CoV-2に対する強い免疫応答は必ずしも感染した個体に利益をもたらさない。サイトカインストームではTNFやIFN-γを産生するTh1細胞やTh17細胞の過剰活性化が生じている[10]。重症化には自然免疫、特にマクロファージの過剰な活性化が関与するらしいが[11]、何がこれを誘導しているのかはわからない。シングルセル解析で重症者ではより強い炎症性変化が生じていること、メタニューモウイルスなどの重複感染では感染初期に十分な量のIFN-αが誘導されず、このような自然免疫応答が予後を決定するのではないかという仮説が提出されている[12]。

　本疾患に限らず、感染症に対する究極の予防法は予防接種の開発である。獣医領域で問題となるコロナウイルス感染症には種々の不活化あるいは生ワクチンが開発されている。しかしながら、ヒトの普通感冒やSARS、MERSに対し有効なワクチンは開発されていない。自然感染者増加による集団免疫がいつになったら生じるのかはわからないので、新型コロナウイルス感染症をコントロールするため、ワクチン開発が各国で進められている。しかし、問題となるのは①当該ワクチンが本当に中和抗体を誘導できるのか、②抗体価がどれくらい持続するのか、③抗体依存性感染増強（ADE）を来さないかである。ADEとは、ウイルスに対する抗体が、IgG受容体（FcRγ）を発現しているマクロファージや血管内皮膚にウイルスを不活化しないままに結合する現象で、ヒトではデング熱やジカ熱で知られている。SARS-CoV-1やMERS-CoVでもADEが生じるとする報告があり、ワクチン投与には慎重を要する[13]。同様に、回復者血漿（血清）をSARS-CoV-2感染者に投与するという試みもなされているが[14]、新型コロナウイルス感染症患者では抗体価が上昇してもウイルスが排除されない例が報告されている。可能であれば、ウイルス中和活性のある分画のみを精製するか、当該エピトープを認識する、モノクローナル抗体の開発が望ましい。実際、SARS-CoV-2のレセプター結合部位は高度に保存されているため[15]、この分子や先述のFurinに特異的なモノクローナル抗体や、この部分を抗原としたワクチンの開発は現実性のある創薬である。SARS-CoV-2感染者の回復メカニズムについては、完全には理解されておらず、液性免疫のみならず細胞性免疫が大きな役割を果たしている可能性が高い[16]。SARS-CoV-2関連抗原を認識するT細胞の機能、特に過去に感染した他のコロナウイルスに対する反応性のあるT細胞や自然免疫による認識機構について検討する必要がある。ワクチンの開発では動物実験の後で健常者に対する前臨床試験、そして予防効果を判定する臨床試験という流れだが、今回は緊急度が高いために、動物実験や前臨床試験を省略して臨床試験を行う事例が中国や欧米から報告されている。副反応の問題からあえて慎重な対応をとる必要がある。結核の予防ワクチンであるBCGは、接種が普及している国で患者や重症者が少ないことから、非特異的な免疫活性化作用があるのではないかと期待されるが、その機序は不明である[17, 18]。

新型コロナウイルス感染症の病理

　ウイルス表面のスパイクタンパクに結合するACE2はⅡ型肺胞細胞に強く発現する[19]。存在するSARS-CoV-2が標的細胞で複製を開始するとともに、宿主細胞の自然免疫を抑制する複数のタンパクを産生する。新型コロナウイルス感染症による肺炎では、肉眼所見で著明な肺水腫を呈し、しばしば割面は粘液に満たされるが、20％程度は二次的な細菌感染による膿性の液体が認められる。顕微鏡的には、肺胞腔内に大きな核、両性細胞質および顕著な核小体を有する多核細胞の出現を伴うびまん性肺胞損傷が見られ、滲出期には肺胞出血、ヒアリン膜形成、肺胞上皮細胞の脱落、細胞性またはタンパク質性滲出物、小血管のフィブリノイド壊死を認める。組織化期には線維芽細胞の間質・肺胞内増殖、リンパ球浸潤が見られ、回復患者の約40％には中等度～高度の肺の線維化が生じ、呼吸不全など後遺障害の原因となる（**図1-3**）。肺外変化としては、さまざまなレベルの実質細胞傷害と微小血管障害が見られるという[20, 21]。

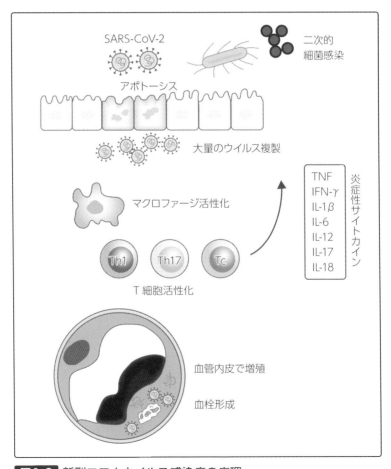

図1-3 新型コロナウイルス感染症の病理

新型コロナウイルス感染症の臨床像

　潜伏期は7～14日で中央値は5.1日とされているが、最大で21日という報告もある[22]。最も頻度の高い症状は発熱（88％）であり、咳（58％）、呼吸困難（46％）がこれに次ぐ。倦怠感や易疲労感、味覚・嗅覚障害などの症状も稀ではない。全く自覚症状のない不顕性感染や軽症者は80％、酸素投与などの入院管理を要する患者が20％、5％は極めて重篤で死に至る可能性があるとされている。ARDSの発症頻度は20～42％とされるが、人種や国による差が著しい。診断には鼻咽頭スワブによるリアルタイムPCRが基本であるが、口腔スワブ、喀痰、気管支肺胞洗浄でも検出可能である。唾液は採取による侵襲や周囲の汚染の可能性が少ないが、ウイルス量が少なく鼻咽頭スワブに感度の点で劣る。抗体陽性でも感染力のあるウイルスを排出する患者や、IgM抗体の出現を見ずにIgG抗体陽性になる、抗体が必ずしもウイルス中和活性を有さないなど、現時点で個別の患者における抗体検査の有用性は確立していない。ただ、集団中の陽性者からどれくらい感染が蔓延しているかを知る疫学的指標となる。一般検査ではアルブミンの減少、CRP上昇、リンパ球減少、赤血球沈降速度（ESR）の亢進が見られるが特異性は低い。画像診断では胸部単純エックス線の診断価値は低く、CTで胸膜下に始まり全肺に広がるすりガラス様の陰影が特徴である。CT所見は発症10日後にピークを迎えるという。予後因子となるARDS発症のリスクとしては、高年齢（65歳以上）、基礎疾患（冠動脈性心疾患、糖尿病、高血圧、慢性腎臓病、慢性閉塞性肺疾患）、そして二次感染が挙げられる[23]。予後因子として最も重要なのは年齢であるが、性別（男性）や喫煙などの生活習慣、そして肥満が生命予後に負に働く。

予後と治療法

　軽症者では国際的に自宅隔離が勧められており、その期間はウイルスが排出される発症後約20日とされる[24]。中等症～重症患者では入院治療が必要であり、肺炎に対し、補液に加えて低用量酸素投与から始めて侵襲的人工呼吸、体外膜型人工肺（ECMO）までさまざまなレベルの酸素投与を行う。日本感染症学会は、抗ウイルス薬の投与は60歳以上、あるいは糖尿病や本態性高血圧などの基礎疾患がある場合にのみ推奨しているが[25]、妊婦では産婦人科医の判断が求められる。薬物療法としては、当初期待されたHIVのプロテアーゼ阻害薬ロピナビル、リトナビル（カレトラ®）はRCTで有効性が確認されなかった[26]。レムデシビルは唯一わが国で認可を受けた薬で、有熱期間の短縮が認められているが、生命予後の改善効果は検証中であり、必ずしも有効とは言い切れない[27, 28]。わが国で抗インフルエンザ薬として開発されたファビピラビル（アビガン®）についても、現時点で統計的に有意な治療効果は認められていない。ヘパリン、ナファモスタットなどの血液凝固阻害薬、抗サイトカイン抗体医薬は現在治験が進行中である。おそらく感染の初期段階ではウイルス増殖阻害薬が最も効果的であり、病態の進行した状態では免疫調節薬や抗凝固薬が全身性の炎症と血栓を予防するのに有用である可能性が高い。単独で有効性が確認できなくても併用

による効果がある可能性はあるが[29, 30]、確立したプロトコールはない。抗マラリア薬クロロキン／ヒドロキシクロロキンは、*in vitro* でSARS-CoV-2のウイルス侵入およびエンドサイトーシスを阻害することから、臨床効果を期待されたが、はっきりした有効性は認められなかった[31]。アジスロマイシンの併用も、心電図異常の頻度を高めるだけで治療効果は明らかでなかった。グルココルチコイドは強い消炎作用があるが、死亡リスクの増加と関連する可能性があるため、WHOとCDCは投与を推奨していない。デキサメタゾンについては有効性のある可能性があるが[32]、いずれも感染脆弱性が問題となる。実際、新型コロナウイルス感染症の入院患者の約8％が細菌または真菌の二次感染があり、72％の患者が広域性抗菌薬を投与されているが[33]、薬剤耐性誘導を避けるため投与を絞るべきとする報告もある。新型コロナウイルス感染症による長期的な転帰は現在のところ不明であるが、重症患者は肺の線維化により一定の後遺症を負う可能性が高い。

妊娠への影響

新型コロナウイルス感染症が妊娠にどのような影響を与えるかは、産婦人科医に最も懸念される事項である。2月12日付の *Lancet* 論文では、武漢市内で妊娠後期に新型コロナウイルス感染症に罹患した妊婦9例の解析で重症度は非妊婦と変わらず、子宮内感染は見られなかったとした[34]。その後、複数のシステマテイックレビューが出たが、妊婦と非妊婦に経過や生命予後の差はないという。母子感染については当初は極めて稀だと考えられていたが、一定の頻度で子宮内感染が生じる可能性がある。胎盤の病理学的解析では母子感染を起こした症例ではシンチシウムにSARS-CoV-2の局在を認めたとする報告が複数見られるが、いずれも出生した児の状態は良好で先天異常も見られなかった。妊娠と新型コロナウイルス感染症については筆者のグループによる英文総説を参照されたい[35, 36]。

感染拡大の予防

新型コロナウイルス感染症はヒト−ヒト間で、飛沫あるいは接触感染によって拡がるため、公衆衛生活動によって感染制御が可能な疾患である。しかし、厳格な外出制限や都市のロックダウンは社会に大きな経済的打撃を与える。個人的な行動（例：物理的な距離の取り方、個人の衛生管理、保護具の使用）、患者接触者の特定、政府による集会や営業制限、自宅待機命令、積極的な学校・職場・公共交通機関の閉鎖、国境閉鎖などが行われている。しかしながら、現時点でほとんどの国が複数の感染制御対策を実施しているため、それぞれの相対的な効果を判断することは困難である[37]。重要な優先事項は、感染を適切にコントロールしながら社会的・経済的混乱を最小限に抑える対策である。

おわりに

　今回の新型コロナウイルスの流行により、グローバリズムからユニラテラリズム（一国主義）への急激な変換が起こっている。国際協調の困難性は地域差、米中対立、人種対立へ、さらに貿易の縮小と、食品・エネルギー・医薬品・マスクなど生活必需品の自国生産へ、そして国境と出入国管理の強化のみならず、個人の行動の自由の制限を正当化している。これに対し『サピエンス全史』や『ホモ・デウス』で知られるイスラエルの歴史学者ノア・ハラリは、TIMEの特別寄稿記事で「多くの人が新型コロナウイルスの大流行をグローバル化のせいにし、この種の感染爆発が再び起こるのを防ぐためには、脱グローバル化するしかないと言う。壁を築き、移動を制限し、貿易を減らせ、と。だが、感染症を封じ込めるのに短期の隔離は不可欠だとはいえ、長期の孤立主義政策は経済の崩壊につながるだけで、真の感染症対策にはならない。むしろ、その正反対だ。感染症の大流行への本当の対抗手段は、分離ではなく協力なのだ。（中略）21世紀に感染症で亡くなる人の割合は、石器時代以降のどの時期と比べても小さい。これは、病原体に対して人間が持っている最善の防衛手段が隔離ではなく情報であるためだ」としている[38]。今こそ、全世界が力を合わせてこの新たな敵と戦わねばならないし、数年を待たずしてその成果は明らかになるであろう。

引用参考文献

1) Webb Hooper M, et al. COVID-19 and Racial/Ethnic Disparities. JAMA. 2020 May 11. doi: 10.1001/jama.2020.8598. Online ahead of print.

2) Wiersinga WJ, et al. Pathophysiology, Transmission, Diagnosis, and Treatment of Coronavirus Disease 2019 (COVID-19): A Review. JAMA. 2020 Jul 10. doi: 10.1001/jama.2020.12839. Online ahead of print.

3) van Doremalen N, et al. Aerosol and Surface Stability of SARS-CoV-2 as Compared with SARS-CoV-1. N Engl J Med. 2020 ;382(16):1564-7.

4) Cui J, et al. Origin and evolution of pathogenic coronaviruses. Nat Rev Microbiol. 2019;17(3):181-92.

5) Wolfe ND, et al. Origins of major human infectious diseases. Nature. 2007;447(7142):279-83.

6) Coutard B, et al. The spike glycoprotein of the new coronavirus 2019-nCoV contains a furin-like cleavage site absent in CoV of the same clade. Antiviral Res. 2020;176:104742.

7) Andersen KG et al. The proximal origin of SARS-CoV-2. Nat Med. 2020;26(4):450-2.

8) Ni L, et al. Detection of SARS-CoV-2-Specific Humoral and Cellular Immunity in COVID-19 Convalescent Individuals. Immunity. 2020;52(6):971-7.

9) Robbiani DF, et al. Convergent antibody responses to SARS-CoV-2 in convalescent individuals. Nature. 2020 Jun 18. doi: 10.1038/s41586-020-2456-9. Online ahead of print.

10) Weiskopf D, et al. Phenotype and kinetics of SARS-CoV-2-specific T cells in COVID-19 patients with acute respiratory distress syndrome. Sci Immunol. 2020;5(48):eabd2071.

11) Giamarellos-Bourboulis EJ, et al. Complex Immune Dysregulation in COVID-19 Patients with Severe Respiratory Failure. Cell Host Microbe. 2020 ;27(6):992-1000.

12) Bost P, et al. Host-Viral Infection Maps Reveal Signatures of Severe COVID-19 Patients. Cell. 2020;181(7):1475-88.e12.

13) Tetrols JA. COVID-19 receiving ADE from other coronaviruses? Microbes Infect. 2020;22(2):72-3.

14) Bloch EM, et al. Deployment of convalescent plasma for the prevention and treatment of COVID-19. J Clin Invest. 2020;130(6):2757-65.

15) Yuan M, et al. A highly conserved cryptic epitope in the receptor binding domains of SARS-CoV-2 and SARS-CoV. Science. 2020;368(6491):630-3.

16) Azkur AK, et al. Immune response to SARS-CoV-2 and mechanisms of immunopathological changes in COVID-19. Allergy. 2020;75(7):1564-81.

17) Miyasaka M. Is BCG vaccination causally related to reduced COVID-19 mortality? EMBO Mol Med. 2020; 12(6): e12661.

18) O'Neill LAJ, Netea MG. BCG-induced trained immunity: can it offer protection against COVID-19? Nat Rev Immunol. 2020;20(6):335-7.

19) Wiese O, et al. Molecules in pathogenesis: angiotensin converting enzyme 2 (ACE2). J Clin Pathol. 2020 Aug 5:jclinpath-2020-206954. doi: 10.1136/jclinpath-2020-206954. Online ahead of print.

20) Yoshikawa A, Bychkov A. COVID-19. Pathology Outlines. http://www.pathologyoutlines.com/topic/lungnontumorcovid.html (2020年7月16日閲覧)

21) Yao XH, et al. A pathological report of three COVID-19 cases by minimal invasive autopsies. Zhonghua Bing Li Xue Za Zhi. 2020;49(5):411-7.

22) Lauer SA, et al. The Incubation Period of Coronavirus Disease 2019 (COVID-19) From Publicly Reported Confirmed Cases: Estimation and Application. Ann Intern Med. 2020;172(9):577-82.

23) Wu C, et al. Risk Factors Associated With Acute Respiratory Distress Syndrome and Death in Patients With Coronavirus Disease 2019 Pneumonia in Wuhan, China. JAMA Intern Med. 2020;180(7):1-11.

24) Zhou F, et al. Clinical course and risk factors for mortality of adult inpatients with COVID-19 in Wuhan, China: a retrospective cohort study. Lancet. 2020;395(10229):1054-62.

25) 日本感染症学会. COVID-19に対する薬物治療の考え方 第4版 (2020年6月5日). http://www.kansensho.or.jp/uploads/files/topics/2019ncov/covid19_drug_200605.pdf

26) Cao B, et al. A Trial of Lopinavir-Ritonavir in Adults Hospitalized with Severe Covid-19. N Engl J Med. 2020; 382(19):1787-99.

27) Wang Y, et al. Remdesivir in adults with severe COVID-19: a randomised, double-blind, placebo-controlled, multicentre trial. Lancet. 2020;395(10236):1569-78.

28) Jean SS, et al. Treatment options for COVID-19: The reality and challenges. J Microbiol Immunol Infect. 2020; 53(3):436-43.

29) Geleris J, et al. Observational study of hydroxychloroquine in hospitalized patients with COVID-19. N Engl J Med. 2020;382(25):2411-8.

30) Doi K, et al; COVID-UTH Study Group. Nafamostat mesylate treatment in combination with favipiravir for patients critically ill with Covid-19: a case series. Version 2. Crit Care. 2020;24(1):392.

31) Rosenberg ES, et al. Association of treatment with hydroxychloroquine or azithromycin with in-hospital mortality in patients with COVID-19 in New York State. JAMA. 2020;323(24):2493-502.

32) Theoharides TC, Conti P. Dexamethasone for COVID-19? Not so fast. J Biol Regul Homeost Agents. 2020; 34(3). doi: 10.23812/20-EDITORIAL_1-5. Online ahead of print.

33) Rawson TM, et al. Bacterial and fungal co-infection in individuals with coronavirus: a rapid review to support COVID-19 antimicrobial prescribing. Clin Infect Dis. 2020 May 2;ciaa530. doi: 10.1093/cid/ciaa530. Online ahead of print.

34) Chen H, et al. Clinical characteristics and intrauterine vertical transmission potential of COVID-19 infection in nine pregnant women: a retrospective review of medical records. Lancet. 2020;395(10226):809-15.

35) Hayakawa S, et al. COVID-19 pandemic and Pregnancy. J Obstet Gynecol Res. in press.

36) Komine-Aizawa S, et al. Placental pathology of COVID-19. Placenta. in press.

37) Flaxman S, et al. Estimating the effects of nonpharmaceutical interventions on COVID-19 in Europe. Nature. 2020 Jun 8. doi: 10.1038/s41586-020-2405-7. Online ahead of print.

38) Noah Harari Y. In the Battle Against Coronavirus, Humanity Lacks Leadership. MARCH 15, 2020 6:00 AM EDT. https://time.com/5803225/yuval-noah-harari-coronavirus-humanity-leadership/), in TIME magazine.

(早川　智)

新型コロナウイルス感染症と
妊産婦

Key Point

☑ 妊産婦が新型コロナウイルス感染症に罹患した場合、非妊婦と比較して重症化や死亡のリスクが高くなるというエビデンスはない。

☑ 妊娠初期〜早産期の新型コロナウイルスの不顕性感染が胎児に及ぼす影響についてのデータは十分でない。

☑ 新型コロナウイルス感染症が重症化すると、低酸素症などによって胎児機能不全が起こりやすくなる。

はじめに

　新型コロナウイルス感染症（COVID-19）は、主として、ヒトの肺、心臓・血管系、消化管、腎臓などの細胞表面に発現するアンギオテンシン変換酵素2（ACE2）を介して感染することが報告されている[1]。ACE2は、例えば敗血症などの肺損傷に対する保護作用を有し、新型コロナウイルス感染症はACE2発現量を低下させることで、肺損傷、呼吸窮迫症候群、心筋障害、血管・凝固系障害、サイトカインストームによる炎症性臓器障害などを起こす。鼻腔上皮細胞のACE2発現量は年齢依存的に増加していることが報告されており、ACE2の発現量の少ないことが小児に新型コロナウイルス感染症が少ない一因だと考えられている。

　新型コロナウイルス感染症の主症状は発熱と呼吸器症状である。妊娠中は、酸素消費量の増加、横隔膜の上昇などによる機能的残気量の低下、および免疫寛容状態であることなどから、呼吸器感染症が重症化しやすい時期でもある。そのため、重症急性呼吸器症候群（SARS）や中東呼吸器症候群（MARS）、また、新型インフルエンザなどにおいても、非妊婦に比較して妊婦に有意に重症例や死亡例が多かった。しかし、新型コロナウイルス感染症においては、同年代非妊婦と予後に有意差は認められていない。一方、その感染力は高く、また、急速に悪化した場合は母児双方が容易に危機的状況に陥ることに留意する必要がある。

妊娠中の新型コロナウイルス感染症の臨床経過

　新型コロナウイルス感染症の潜伏期は平均5〜6日で、妊娠中に見られる主症状として、発熱（60〜80％）、咳嗽（約30％）、息切れや呼吸困難（15〜20％）、下痢などの消化管症状（5〜10％）が挙げられ、無症状が約20％と報告されている[2〜5]。その他の症状として、鼻閉感、発疹、頭痛、倦怠感・疲労感、食欲不振、嘔吐、味覚異常、関節痛などがある[2]。周囲への感染力は発症の2〜3日前から現れ、発症直前が最も強いと推定されている。

　新型コロナウイルス感染症の妊娠中罹患・重症化のリスク因子として、高年齢（35歳以上）、過体重・肥満（特にBMI 30以上）、喘息、2型糖尿病、高血圧などの基礎疾患が挙げられている[2]。

　新型コロナウイルス感染症は、約80％が発熱や咳嗽を認めても自然に改善し、入院による呼吸管理などを必要としない軽症例であるが、約20％が肺炎に進行する[6]。胸部CTによる肺炎所見は約60％に認められる。典型的な所見としては、4〜7日ごとに進行し、①初期は、肺下葉・背側の胸膜直下のground-glass opacity（GGO：すりガラス影）が認められる傾向があり、②進行すると両側肺野・多葉性にGGOが拡大し、③crazy-paving pattern（すりガラス影内部に網状影を伴う所見）やconsolidation（浸潤影）を呈するようになる。④その後、consolidation（血管や気管支が同定できないほど均等な高吸収の浸潤影）が主体を占め、重症例ではwhite lungと呼ばれるびまん性肺胞障害を反映した所見を呈する。回復例では、進行病変の経時的な吸収が認められる。

　妊娠中は、被曝性も考慮して肋間腔からの超音波断層法による観察も試みられている[7]。通常は胸膜に沿った水平な高輝度ラインのみが観察されるが、新型コロナウイルス感染症による肺炎では、胸膜ラインに不整な肥厚や途絶が認められ、CTの病変部に一致した垂直方向に延長する高輝度病変が観察される。

　血液検査所見では、リンパ球減少が約40％に見られ、好中球増多が5〜10％に認められる。また、全身の炎症や低酸素の影響で凝固異常所見が認められ、動静脈血栓症のリスクが増加することが明らかになっている。オランダからの報告によると、新型コロナウイルス感染症による肺炎患者の約30％が肺塞栓や虚血性心疾患をはじめとした動脈または静脈血栓症を合併していた[8]。そのため、呼吸障害が急に重症化した場合は双方の鑑別が重要であり、敗血症性凝固障害を念頭に置いたDダイマーの測定などが勧められている。

　新型コロナウイルス感染症に罹患した妊婦の約10％は集中治療室での全身管理を要し、1〜5％に体外式膜型人工肺（ECMO）が使用されている。中国からの報告を主体とした流行初期のレビューでは、新型コロナウイルス感染症を発症した妊婦の死亡例は認められなかった。一方イランでは、新型コロナウイルス感染症重症例9人はすべて35歳以上で、うち7人が呼吸循環不全で死亡したという報告があり[9]、また英国では、新型コロナウイルス感染症に罹患した妊婦427人のうち4人（0.9％）にECMOが使用され、5人（1.2％）が死亡した（新型コロナウイルス感染症による母体死亡のオッズ比：5.6）と集計されている[3]。

　新型コロナウイルス感染症関連死の定義について国内でさえ自治体ごとに差があるように、死亡率の単純な比較は困難である。また、感染症の死亡リスクに関しては、今回の新型コロナウイルス

感染症に限らず、発生源からの報告例が中心となる流行初期には過小評価される傾向があることが指摘されている。

　ステロイドの使用は新型コロナウイルス感染症の進行に影響するという報告例が散見され、デキサメタゾンが厚生労働省「新型コロナウイルス感染症診療の手引き　第2.2版（2020年7月17日）」に治療薬として追加掲載されたが、児の肺成熟などを目的とした使用量では新型コロナウイルス感染症の経過には影響しないことが報告されている。

新型コロナウイルス感染症の胎児への影響

　妊娠初期のSARS-CoV-2不顕性感染による胎児への影響は理論上否定的であるが、現時点ではエビデンスを示すのに十分な症例数が存在しない。また、早産期に新型コロナウイルス感染症から回復した場合のサイトカインストームなどによる胎児への影響（脳室周囲白質軟化症の発症など）についても、これから検討されるべき状況である。

　妊娠末期の新型コロナウイルス感染症例において、羊水や臍帯血にコロナウイルスが検出されたという報告はなく、新型コロナウイルス感染症の子宮内感染は否定的である。このことは、新型コロナウイルス感染妊婦の胎盤にウイルス粒子や炎症所見を認めた症例はあるものの、ACE2やTMPRSS2（transmembrane protease, serine 2：コロナウイルスの感染に関与する呼吸器上皮などに発現しているタンパク分解酵素）の同時発現が低いことからも支持されている[10, 11]。（ただし、現時点においては、ACE2以外を介した感染経路の可能性も否定されていないことに留意する必要がある。）

　これまでのエビデンスから、妊娠末期に無症状の新型コロナウイルス感染症のみを適応とした分娩誘発や帝王切開分娩を支持する妊婦側の要因は存在しない。しかし、妊婦の呼吸障害や多臓器障害による低酸素症から、胎児機能不全や切迫早産の発症につながるリスクが15～30％あることに留意すべきである。英国からの報告によると、新型コロナウイルス感染妊婦243人のうち59％（144人）に帝王切開が実施されたが、その中で新型コロナウイルス感染症と関連した母体適応（呼吸障害など）および胎児適応（胎児機能不全など）によって実施されたのは27％および24％であった[3]。

　一方、同報告で、新型コロナウイルス感染妊婦から出産した新生児267人のうち、死産および新生児死亡が2人および3人（計1.9％）いたが、うち3人は新型コロナウイルス感染症関連死が否定されていた[3]。NICUに入院した67人（全体の25％）中50人（23人は妊娠32週未満）が早産児であった。また、正常分娩で出生した1人が新生児脳症と診断された。計12人（5％）でSARS-CoV-2 PCR検査が陽性となり、うち6人が出生後12時間以内に陽性であったが、陽性例における分娩様式や母子分離の有無に特徴は認められず、垂直（産道）・水平・院内感染かは特定されていない。また、これまで新生児期の新型コロナウイルス感染症に関連した肺炎や多臓器不全の報告例は存在するが、新型コロナウイルス感染妊婦から出生した児の特徴的な合併症や長期予後を検討できるまでの症例数には至っていないのが実状である。そのため、新型コロナウイルス感染

妊婦から出生した新生児を他の新生児から隔離することの妥当性は支持されている。

新型コロナウイルス感染症の授乳への影響

　新型コロナウイルスの垂直感染の可能性を完全に否定するためにはさらなる検討が必要であるが[12]、新型コロナウイルス感染妊産婦の母乳からコロナウイルスが検出されたという明らかな報告はなく、母乳が感染の媒体になることについては否定的であり、凍結母乳を与えることの必要性も否定されている。また、前項とも関連するが、現時点で新型コロナウイルス感染妊産婦の新生児感染率は約4％（28/666）と集計されており、分娩様式だけでなく授乳方法による有意差も認められていない[3, 13]。また、有症状の新生児は8例（約29％）で、そのうち4例は未熟性によるものと報告されている。そのため、世界保健機関（WHO）や欧州のガイドラインでは、母親の手指衛生、マスク着用、専用の搾乳器の使用などによって授乳中の飛沫感染に対する予防がとられていれば、母乳育児（および母子接触）の利点は授乳中の感染や母子分離によるリスクを上回るとされている。

おわりに

　以上より、2020年5月の時点で、妊産婦が新型コロナウイルス感染症に罹患した場合に非妊婦

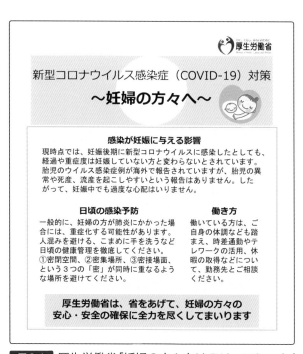

図2-1 厚生労働省「妊婦の方々向けのリーフレット」

と比較して重症化や死亡のリスクが高くなるというエビデンスは存在しない。しかし、流早産期における胎児への影響については症例数が少なく、いまだ検討できていないこと、さらに、症状発現後は母児双方の状態が急速に悪化しうることを念頭に置く必要があり、院内感染の危惧も含めて、わが国、地域、さらに各施設の状況に合わせた対応がとられるべきだと考える。

最後に、女性のライフサイクルの中でも妊娠～産褥・育児期は心身ともに急激で大きな変化を認めるために非常にストレスフルな時期であり、精神障害などが発症・悪化・再燃しやすい時期であることが指摘されている。妊産婦の不安に寄り添った支援が必要であることに留意する。

厚生労働省では**図2-1**のようなリーフレットを作成し、妊娠中の女性労働者におけるCOVID-19への恐れに関する心理的なストレスが母児の健康保持に影響があるとして、「担当医から指導を受けた場合に事業主は作業や出勤の制限などの措置を講じること」を2021年1月までの時限措置としている[14]。具体的には、対象妊婦において、母性健康管理指導事項連絡カードの裏面「標準措置と異なる措置が必要である等の特記事項があれば記入してください」の欄に、「新型コロナウイルス感染の恐れの低い作業への転換あるいは出勤の制限（在宅勤務や休業）などの措置を講じること」と記載する。

引用参考文献

1) 駒村和雄. 心血管疾患として捉えたCOVID-19. 日経メディカル. https://medical.nikkeibp.co.jp/leaf/mem/pub/cvdprem/lecture/komamura/202004/565302.html [2020. 6. 16]

2) Di Mascio, D. et al. Outcome of Coronavirus spectrum infections (SARS, MERS, COVID 1 -19) during pregnancy: a systematic review and meta-analysis. Am J Obstet Gynecol MFM. 2020;2(2):100107.

3) Knight, M, et al. Characteristics and outcomes of pregnant women admitted to hospital with confirmed SARS-CoV-2 infection in UK: national population based cohort study. BMJ. 369, 2020. m2107.

4) Teles Abrao et al. Complications and outcomes of SARS-CoV-2 in pregnancy: where and what is the evidence? Hypertens Pregnancy. 2020 in press. doi: 10.1080/10641955.2020.1769645.

5) Ryan, GA. et al. Clinical update on COVID-19 in pregnancy: A review article. J Obstet Gynaecol Res. 2020 in press. doi: 10.1111/jog.14321.

6) 日本医学放射線学会. 新型コロナウイルス感染症 (COVID-19) に対する胸部CT検査の指針 (Ver.1.0). http://www.radiology.jp/member_info/news_member/20200424_01.html [2020. 6. 16]

7) Moro, F. et al. How to perform lung ultrasound in pregnant women with suspected COVID-19. Ultrasound Obstet Gynecol. 2020;55(5):593-8.

8) Klok, FA. et al. Incidence of thrombotic complications in critically ill ICU patients with COVID-19. Thromb Res. 2020;191:145-7.

9) Hantoushzadeh, S, et al. Maternal death due to COVID-19. Am J Obstet Gynecol. 2020;223(1):109.e1-109.e16.

10) Mahyuddin, AP. Mechanisms and evidence of vertical transmission of infections in pregnancy including SARS-CoV-2. Prenat Diagn. 2020 in press. doi: 10.1002/pd.5765.

11) Egloff, C, et al. Evidence and possible mechanisms of rare maternal-fetal transmission of SARS-CoV-2. J Clin Virol. 2020;128:104447.

12) Deniz M, Tezer H. Vertical transmission of SARS CoV-2: a systematic review. J Matern Fetal Neonatal Med. 2020 Jul 21;1-8. doi: 10.1080/14767058.2020.1793322. Online ahead of print

13) Walker, KF. et al. Maternal transmission of SARS-COV- 2 to the neonate, and possible routes for such transmission: A systematic review and critical analysis. BJOG. 2020 in press. doi: 10.1111/1471-0528.16362.

14) 厚生労働省. 「妊婦の方々などに向けた新型コロナウイルス感染症対策」をとりまとめました. https://www.mhlw.go.jp/stf/newpage_10653.html [2020. 6. 16]

(鈴木俊治)

3 国内の妊産婦の感染状況

Key Point

- ☑ 全国395施設を対象とした妊産婦の新型コロナウイルス感染状況についてのアンケート調査の結果、266施設から回答があり、新型コロナウイルス陽性妊産婦は17施設から合計21人報告され、そのうち分娩管理を要したのは1人であった。

- ☑ 一次施設は感染対策、通常の診療体制について、二次施設は患者の受け入れ体制について工夫・苦慮していた。

- ☑ 新型コロナウイルス感染症の第二波に備えるためには、有症状妊産婦への対応方法、検査の対象者の選定、陽性妊産婦の症状に応じた各医療機関の役割について検討することが必要だと思われる。

はじめに

　日本母体救命システム普及協議会（J-CIMELS）は日本産婦人科医会と共同で、妊産婦の新型コロナウイルス感染の実態把握のための緊急アンケート調査を2020年6月に行った。本項ではその結果について報告する。なお、このアンケート調査はJ-MELSインストラクターを対象としているため、その時点で選択バイアスが生じている。そのため、ここに記載されている結果はわが国における妊産婦の感染者の実数、患者背景および地域分布を正確に反映しているものではなく、一つの側面から見た解析結果である。

アンケートの概要

　緊急事態宣言終了時（5月末）までの妊産婦の感染状況について、インターネットを活用したアンケート調査を行った。アンケート調査は、公益社団法人日本産婦人科医会倫理委員会の審査で承認を得て行われた（令和2年6月8日付日産婦医会発第56号）。

目的：新型コロナウイルス感染の第二波に備えるために、日本全国の妊産婦の新型コロナウイルス感染状況を把握して、感染者の実情と感染対策の実際および問題点を明らかにすることを目的とした。

調査対象：J-MELSベーシックコース認定インストラクター（各施設ごと1名の産科医師）

調査期間：2020年6月9日〜19日正午

調査方法：Googleフォーム

発送数：395施設

回答数：266施設（回収率67.3％）

アンケート内容

Q1：勤務先医療機関の規模（種類）は？（総合病院、単科病院、有床診療所、無床診療所）

Q2：PCR検査でSARS-CoV-2陽性と判定された妊産婦を対応した経験の有無は？
　　「あり」→患者の年齢、国籍、受診経路、妊娠週数、症状、対応、分娩の有無、経過を確認

Q3：診療体制や対応で困った点、工夫した点があれば教えてください（自由記載）。

アンケート結果

国内の妊産婦の感染状況

● **Q1：勤務先医療機関の規模（種類）は？**

図3-1に勤務先医療機関の規模を示す。一次施設（無床・有床診療所）は25％、二次施設（産科病院、総合病院）が75％だった。日本全国の地域ブロックから回答があった（**表3-1**）。

● **Q2：PCR検査でSARS-CoV-2陽性と判定された妊産婦を対応した経験の有無は？**

・17施設（6％：17/266施設）で21人のPCR陽性妊産婦の報告があった。陽性者は東北地方を除いた各地域で確認された（**図3-2**）。

・陽性者の年齢の中央値は32歳、年齢分布は30〜39歳が16人（76％）と最多で、40歳以上の報告はなかった（**図3-3**）。90％が日本国籍だった（**図3-4**）。

・受診経路は、帰国者・接触者相談センター経由および転院・搬送が10人（48％）ずつであり、自院外来からの入院は1人だった（**図3-5**）。

・妊娠週数は中央値が19週であり、妊娠第2三半期が10人（48％）で最も多く、産褥婦の報告は

表3-1 医療機関および陽性者の地域ブロックでの分布

地域ブロック	施設数	陽性施設数	陽性者数
北海道	8	1	1
東北	23	0	0
関東	89	8	10
北陸・東海	39	2	2
近畿	37	4	6
中国・四国	31	1	1
九州	39	1	1
合計	266	17	21

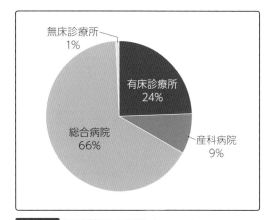

図3-1 医療機関の規模 (n＝266)

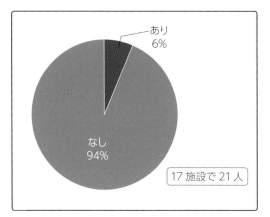

図3-2 陽性(PCR検査)確定妊産婦の対応経験 (n＝266)

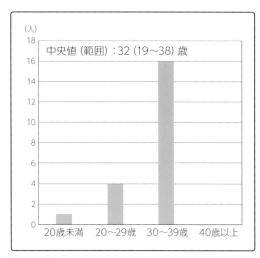

図3-3 陽性者の年齢分布 (n＝21)

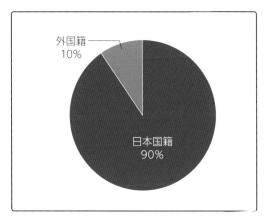

図3-4 陽性者の国籍 (n＝21)

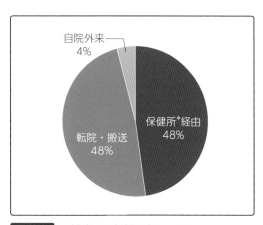

図3-5 陽性者の受診経路 (n＝21)

＊帰国者・接触者相談センター(保健所)経由

3

国内の妊産婦の感染状況

35

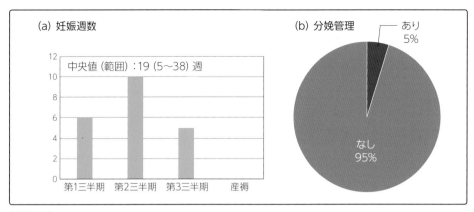

図3-6 陽性者の妊娠週数と分娩の有無（n＝21）

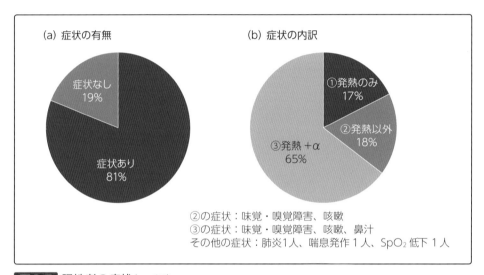

図3-7 陽性者の症状（n＝21）

なかった。分娩管理を行った陽性妊婦は1人で、産科適応による帝王切開の分娩だった（**図3-6**）。

- 症状があったのは17人（81％）、そのうち発熱のみは3人、発熱以外（味覚・嗅覚障害、咳嗽）は3人、発熱＋その他の症状（味覚・嗅覚障害、咳嗽、鼻汁）が11人だった。妊娠7週妊婦に画像検査で肺炎像、妊娠19週妊婦に喘息発作、妊娠32週にはSpO$_2$低下をそれぞれ認めた（**図3-7**）。

- 対応は、対症療法が最も多く16人（76％）、自宅待機は2人、酸素投与は2人、薬剤投与は喘息発作の1人にシクレソニドが投与された。生存退院が20人、転院が1人だった（**図3-8**）。

各医療機関における対策・対応の実状

● **Q3：診療体制や対応で困った点、工夫した点があれば教えてください（自由記載）。**

- 163施設（61.3％）で記載があった。

- 記載内容は、文中のキーワードから、「感染対策」「通常の診療体制」「発熱・疑い・陽性妊産婦の受け入れ体制」「勤務体制」「検査」「実際の患者対応」「地域医療連携」の7つのカテゴリーに

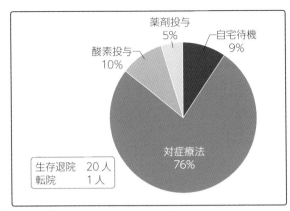

図3-8 陽性者への対応・経過(n＝21)

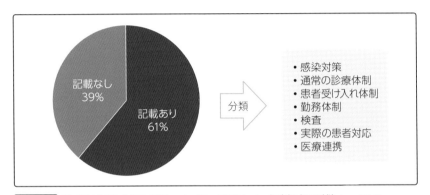

図3-9 診療体制や対応で困った点、工夫した点(自由記載)(n＝266)

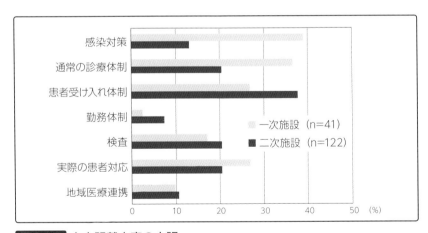

図3-10 自由記載内容の内訳

分類可能であった(**図3-9**)。

・施設規模ごとの記載では、一次施設(無床・有床診療所)が「感染対策」「通常の診療体制」についての記載が多く、二次施設(産科・総合病院)では、「患者の受け入れ体制」についての記載が多かった(**図3-10**)。

施設別の主な意見

【一次施設】

- 感染対策、診療体制の構築に工夫、苦労している。
- 発熱妊産婦の対応に苦慮している。
- 疑い妊婦の紹介・搬送体制の構築に苦慮している。

【二次施設】

- 他部門も含めた、疑い・PCR結果待ち・陽性者の受け入れ体制の構築、管理に苦労している。

各カテゴリーの主な記載内容を次に要約した。

● 感染対策

【工夫した点・現状】

- 外来、入院、分娩時の感染対策を徹底した。
- 医師会や厚生労働省からの個人用防護具（PPE）配布が助かった。
- 日本産婦人科医会のPPE着脱動画が有用だった。

【困った点】

- PPEやアルコールが不足し、消毒後再利用したり代替品、自作品を使用している。
- 感染した場合、代替の人的医療資源の供給が見込めない。
- 分娩時の妊婦のマスク着用と酸素投与の対応指針の作成を望む。

● 通常の診療体制

【工夫した点・現状】

- 里帰り分娩の制限・2週間待機
- 外来の完全予約制、予約枠の制限、家族付き添い禁止、健診間隔の延長
- 母親学級中止、立ち会い分娩中止、家族面会中止・制限、入院期間の短縮

【困った点】

- 受診患者数が減少した。
- 妊産婦の精神的サポート不足が心配。
- 里帰り分娩患者の取り扱いに苦慮している。
- 現行の制限している体制をいつまで継続すべきか悩んでいる。

● 発熱・疑い・陽性妊産婦の受け入れ体制

【工夫した点・現状】

- 感染、疑い妊産婦の対応場所を確保、MFICUを陰圧室に改装した。
- 発熱者・帰国者に対応する医師を決めている。
- 陽性妊婦の分娩方法、時期の検討。文献的考察や勉強会で方針を決定した。
- 他部門との定期的な対応シミュレーションを行っている。

【困った点】

- 感染、感染疑い、または発熱妊婦の搬送対応、分娩時の感染対策や動線確保に苦慮している。

- 他部門との連携、情報共有、事前準備、シミュレーション、対策フローチャート、マニュアルの作成に労力と時間を費やした。

● 勤務体制

【工夫した点・現状】

- 外来、病棟スタッフ・医師をチーム制にして職員同士の密を避ける、職員の体調管理に注意する。
- 新型コロナウイルス感染症対応医師を、患者対応およびマニュアル作りの専任とした。
- 職員のミーティングはオンライン上で行い情報共有した。

【困った点】

- スタッフへの教育に労力を要し、またスタッフのストレスも強い。

● 検査

【工夫した点・現状】

- 各施設で対象者を設定し（妊婦全員、里帰り妊婦、経腟分娩予定者、帝王切開予定者、発熱患者など）、PCR検査が実施または検討されている。

【困った点】

- 疑い妊婦をすぐにPCR検査できない。
- 妊婦全員、発熱のみの患者にPCR検査の必要性があるか不明である。
- PCR検査の増加に伴い、増加が予想される無症候性の陽性妊産婦の対応のために、地域の周産期医療体制が崩壊しないか心配である。

● 実際の患者対応

【困った点】

- 陣発、破水の発熱妊婦、疑い妊産婦の通常・緊急対応に苦慮した。
- 里帰り分娩を控えるようアナウンスあったが、妊婦または紹介元医療機関から理解を得るのが困難だった。
- 発熱のみの妊産婦への対応はどこまで必要か？
- 陽性・疑い妊婦、無症候性の陽性妊婦の陣発・破水時の分娩方法（帝王切開）について、他部門との意見の相違があった。

● 地域医療連携

【工夫した点・現状】

- 地区の高次医療機関が疑い妊婦にも丁寧に対応している。
- 疑い妊婦は安全確認後、逆紹介して分娩している。
- 地区の産婦人科医会で対応を協議、医療機関同士で定期的にオンラインによる情報交換を行っている。
- 医療機関、医会、周産期協議会、行政機関が重症度に合わせた各医療機関の役割分担を進めている。
- 県内の34週以降の妊婦全員に妊娠経過のサマリーを渡し、かかりつけの診療休止のリスクに対応している。
- 地区でユニバーサルPCR検査体制の構築を検討している。

【困った点】

- 疑い妊婦は結果が出るまで各基幹病院で管理せざるを得ない。
- 疑い妊婦の受け入れ先確保が困難である。
- 保健所、帰国者・接触者相談センター、コロナ受け入れ病院へ相談する基準がわからない。
- 一次施設からの受け入れ基準の作成が困難である。
- スクリーニング検査陽性妊婦の受け入れ機関が、他の重症妊婦を診療できなくなる可能性がある。
- 各行政機関、地方公共団体の連携・調整不足。

● その他

- 陽性者は隔離されているためコミュニケーションをとることが難しく、母子分離によるストレスも懸念された。
- 院内シミュレーションの際に、インストラクター経験が活かされた。
- 地域の他の医療機関に知り合いのインストラクターがいるため、連携がよりスムーズだった。
- インストラクーがSNSで発信した各施設の情報が役に立った。
- 医会のコロナ予防策ビデオが役にたった。

まとめ

- 全国395施設のJ-MELSベーシックコース認定インストラクターを対象に、妊産婦の新型コロナウイルス感染状況について緊急アンケート調査を行った結果、266施設（67.3％）から回答があった。
- SARS-CoV-2陽性妊婦は17施設（6％）から合計21人の報告があり、そのうち分娩管理を要したのは1人のみだった。
- 自由記載のアンケート結果から、一次施設は、感染対策や診療体制の構築、発熱妊産婦の対応および患者の紹介や搬送について工夫、苦慮していた。二次施設は、他部門も含めた、疑い・PCR結果待ち・陽性妊婦の受け入れ体制の構築、管理に苦労している実態が明らかになった。
- 新型コロナウイルス感染の第二波に備えるためには、有症状や疑い妊産婦への対応方法、今後の検査の対象者の拡大範囲、陽性者の症状に応じた対応方法について、各医療機関および各地域医療圏で検討と連携が必要だと思われた。
- 各医療機関内や地域の医療機関同士の連携の際に、インストラクターの活躍が期待される。

● 謝辞

　COVID-19に最前線で対応されている忙しい時期に、アンケートにご回答いただいたインストラクターの皆様に心より感謝申し上げます。また、アンケート実施に際して多大なご協力をいただいた日本産婦人科医会役員の先生方ならびに職員の方々に深く御礼申し上げます。

（新垣達也、関沢明彦）

4 新型コロナウイルス感染症の検査

Key Point

- ☑ 新型コロナウイルス感染症の検査室検査には主にPCRによるウイルス遺伝子検出、簡易キットによる抗原検出、血中抗体価測定の3つの方法がある。それぞれの特徴、限界を知り、検査の意義を理解した上で使う必要がある

- ☑ PCRは、検査法自体は感度が高い。だが、種々の理由で見逃し（偽陰性）があり、結果が陰性でも必ずしも感染を否定できない。

- ☑ 逆に、頻度は低いが感染していなくとも陽性を示すこともあり（偽陽性）、特に検査対象者の中の感染者の割合が極めて低いときには偽陽性である確率が高くなる。

- ☑ 抗原検査は、陽性の結果はほぼ信用できるが、感度が低く基本的に陰性でも感染を否定できない。

- ☑ 抗体検査は、過去の感染の有無を知る方法であり、現在の感染の有無を知ることはできず、検査時の感染の指標にはならない。また、ものや時期によっては偽陰性や偽陽性も相当あり、結果の解釈には注意が必要である。

はじめに

　本項では、ここ数か月何かと話題となってきたPCR検査を中心に、検査法の一つひとつについて説明を試みる。だが、最初にお断りしておくが、私は検査の限界を知る者として、やみくもな検査を戒める立場である。PCR検査の実施が診療の絶対的前提条件である立場の読者の多くは、気分を害するかもしれない。だが、まずは最後まで読んで冷静に判断していただきたい。何かは残ってほしいものである。

表4-1 PCR検査の陽性的中率

A：感染者割合／事前確率　0.01％（10/100,000）の場合		
	感染者	非感染者
PCR陽性（＋）	7	1,000
PCR陰性（－）	3	98,990
	10（感度70％）	99,990（特異度99％）
陽性的中率	7／（7＋1,000）＝0.00654（0.7％）	
B：感染者割合／事前確率　1％（10/1,000）の場合		
PCR陽性（＋）	7	10
PCR陰性（－）	3	980
	10（感度70％）	990（特異度99％）
陽性的中率	7／（7＋10）＝0.41（41％）	

検査総論

検査の基本：感度・特異度そして陽性的中率（表4-1）

　臨床検査にはさまざまなものがある。それらは診断の一助になり、時に決定的な証拠を提供する。それぞれ感度、特異度という精度の指標があり、簡単に言えば、①「感度」は検査対象疾患の患者に対してその検査が患者を言い当てる割合であり、言い当てられない「見逃し」は当然ある（偽陰性）。一方、②「特異度」は、検査対象疾患以外の人たちにその検査をしたとき、患者でないと判定できる割合である。誤って患者であると判定すること（偽陽性）もある。感度と特異度は理想的には100％であってほしいが、現実的にはそうならず、その程度は検査で異なる。そして感度と特異度は両立しないのが普通であり、感度が高ければ特異度は低くなる。

　もう一つ、大事な概念がある。それは③「陽性的中率」である。検査で陽性と判定された中で真の患者が言い当てられる割合をいう。詳しくは後述するが、対象者の中の患者の存在頻度に大きく左右される。すなわち、**ほとんど患者がいないような集団を検査した場合、的中率は極端に悪くなる。もし陽性が出てもそれは真の陽性ではない（偽陽性）**、すなわち真の患者を見つけ出していないということが高い確率で起こる（**表4-1-A**）。

検査各論

polymerase chain reaction（PCR）

　詳しい原理は成書に譲り、簡単に説明する。PCR検査自体は遺伝子の一部を増幅させて、その

存在を示す検査法である。だがコロナウイルスの場合は、最初に遺伝子を検体中のウイルス粒子から取り出す作業（RNA抽出）が必要である。最近、その操作が必要ないPCRキットが発売されているが、検査としての基本は同じである。また、このほかの遺伝子増幅検査法としてLAMP法やGenSocなどが国の認可を受けているが、それぞれ反応時間や感度などの性能にある程度違いがある。いずれにせよ、注意が必要なのは**検出されるものがウイルスの「遺伝子」であり、必ずしも感染性のあるウイルスの検出ではない**ことである。

結果の意味するものと限界：PCRをはじめとする遺伝子増幅検査の「偽陰性」

コロナウイルス遺伝子検出技術としてのPCRは、感度・特異度ともに高い。だが100％ではない。むしろ感染者を言い当てる感度としては70％程度とも言われている。その意味するところは、検査した実際の感染者の3割が陰性（偽陰性）の結果となり、**見逃される可能性**である。これは、検体の採取の手技の問題でうまく十分な量のウイルスを含んだ検体を採取できなかった、あるいは時期が早すぎてウイルスが十分に出ていない時期に検体採取が行われた、などによるとされている。

前者については、検体を鼻咽頭ぬぐいではなく唾液にすることで手技による偽陰性をなくす工夫が検討されている。一方、採取時期に関して興味深い論文がある[1]。患者を対象とした7つの論文のデータを解析した結果、ばらつきはあるもののウイルス曝露後4日目ぐらいまで**（発症前）は偽陰性率が高く**（25～100％）、5日目以降低くなり、8日目（症状で見ると発症後3日目頃）が最低となり（それでも偽陰性率が20～25％程度ある）、2週間弱でまた上昇していたとするものである。結局、ここで一番大事なことは、「PCRの結果はそのときその検体試料中へのウイルス排出状態」を表すだけであり、**陰性は必ずしも非感染を意味しない**ことである。よって、前もって頻繁にやらない限り分娩前の感染者のスクリーニングには使えない。

結果の意味するものと限界：「偽陽性」

現在行われている検査の主流はリアルタイムPCRである。これは、それ以前のPCR（時にconventional PCRと呼ばれる）に比べ原理上偽陽性が格段に少なく、反応試験自体の特異度は非常に高い。しかし、偽陽性がないわけではない。①生体あるいは他の微生物の何らかの遺伝子にコロナウイルスと似た部分があって、それにいったんどこかで反応してしまうと、あたかもウイルス遺伝子のように反応が繰り返され陽性となる。あるいは、②ウイルスで汚染された環境由来あるいは試料そのものの汚染に由来する、感染と関係ないウイルスが検体に混じってしまえば起こる。某検査所で軒並み陽性となり後でやり直して陰性になった例は、後者の典型例である。また、本来の偽陽性の範疇からはずれるかもしれないが、③不顕性感染を起こした人でとっくの昔に完全に治りきり、活性ウイルスはおらず残存するウイルス遺伝子のかけらだけが検出されるようなことがあれば、PCR検査として微陽性であっても、臨床的には、あるいは感染管理上は偽陽性に扱ってよいだろう。

最後にもう一つ、④感度を上げ過ぎると起こるものである。陽性、陰性の境界付近で判定が迷うことは普通にある。このとき感度を優先させて本当は陰性のものを陽性と判定すれば、偽陽性にな

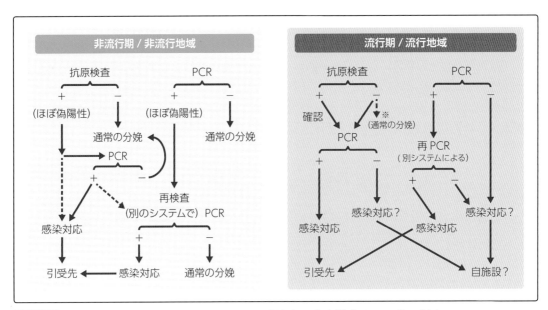

図4-1 分娩全例検査時の新型コロナウイルス感染症の臨床検査とその後の対応
※症状があって発症2〜9日に限る。

る。先般、プロ野球選手2人がPCR検査で陽性となり、そのとき「微陽性」なる新しい言葉が出てきて少々驚いたが、結局は再検査で陰性だったことは記憶に新しい。それがこのタイプの偽陽性である。微妙な結果についての判定は各現場の判断であり、これはあちこちで頻繁に起こっていることが想像される。

　偽陽性については科学的原理上のものと、検査の運用上のものとを分けて考えるべきであろう。上記①は前者、②③④は後者である。

抗原検査

　この5月、イムノクロマト法によるSARS-CoV-2ウイルス抗原検査キットが上梓され、体外診断役としての国の認可も受けている。インフルエンザ抗原検査と同様、迅速に診断できるのが強みだが、PCRに比べて感度が大きく劣ることが欠点である。抗原量が多ければある程度の結果は出すが、量が少ないと場合によっては感染者の半分が偽陰性の判定を受ける、という試験結果が報告されている。発症者に関しては、発症からの時期を限定することで陽性検出率は少しは上がるものの、結局のところこの検査は**非感染の診断には用いることができない**[注]。最終的陰性確認はPCRに頼るしかない（**図4-1**）。よって、単独では分娩前の感染者のスクリーニングには使えない。ま

注：ただし、症状があって発症後2〜9日目に限り、陰性はPCRなしに確定してよいことになったようである（6月16日、厚生労働省ガイドライン）[2]。

た、現時点ではバイオセーフティの観点からインフルエンザの場合とは異なり、検体採取も検査白体もベッドサイドで気軽にやれるものではない。

抗体検査

　血中の抗SARS-CoV-2 IgGやIgM抗体を検出し、感染の既往の有無を調べる試験である。現在、国内外メーカーの製品がある。イムノクロマト法の簡易キットと化学発光を自動計測する機器を使う精密検査が代表で、前者は簡便な定性試験である。後者は定量試験だが、大きな検査室にしか機器がないため、一般には外注検査が現実的である。問題は前者で、製品によっては感度が低く検査の時期によっては偽陰性が多かったり、一方で**偽陽性が疑われる事例が頻繁に起こったりする**ことが指摘されている。後者はかなり厳密な試験だが、それでも国が6月に実施した8,000人規模の抗体調査の成績を見ると、同一検体に対する成績が用いた会社の間で異なっている。疫学に用いるのはよいが、抗体出現までの時間経過を考慮すれば、分娩前の感染者のスクリーニングには使えない。

「陽性的中率」：特に非流行期あるいは非流行地でPCR検査を患者のスクリーニングに用いることの無駄について

　陽性的中率とは、陽性例が見つかったとき、それがどれだけ正確に患者と言い当てているかを言い、次の式で表される。

　真の陽性者数／（真の陽性者数＋偽陽性者数）

　例えば、対象集団の中の感染者の割合を10万人に1人（事前確率0.001％）、PCR検査の感度を従来通り70％、特異度を99％（100例の検査で1例偽陽性出現）としたときには、**表4-1-A**の陽性的中率は7／（7＋1,000）＝0.00654（0.7％）で、100例陽性が出ても真の陽性は1例もないことになる。この的中率は事前確率が低いほど低く、高いほど高くなる計算である。もしこれが感染者の割合を100人に1人（事前確率1％）とした場合には（**表4-1-B**）、7／（7＋10）＝0.41（41％）が真の陽性となる。

　その意味することは、どのような検査でも言えることである。つまり、**患者がほとんどいないような集団では、陽性として見つかる例のほとんどが偽陽性者である確率が高いこと、確率を上げるには患者を症状などで絞り、検査対象集団の事前確率を上げる必要がある**ことである。

妊婦とPCR検査

分娩を取り巻く現在のPCR事情の問題点

　先日ある報道を目にし、産科領域で事がずいぶんと面倒な方向に動いていることを知った。新型

コロナウイルス感染症（COVID-19）の症状のない出産前の妊婦に対しPCR検査をルーチンとして実施する動きが、広がっているという。分娩時の妊婦の荒い呼吸で出る飛沫を医療者の感染リスクと捉え、そのリスクを減らす目的だという。「医療従事者が一人でも感染したら地域のお産を担う病院として立ちゆかない」との現場の声に押され、「症状がなくても産科の主治医が必要と判断すれば」「自治体が費用負担」とするところまである。このままなし崩し的に、事実上、全産婦対象になっていくような勢いである。

　確かに妊婦の中にも発熱などの症状がない感染者はおり、医療従事者の不安は理解できる。だが、これを知って筆者は考えさせられた。一つはその「検査として」の意義。もう一つは、それをやることによって「起こりうること」とその先の問題。最後にそれらについて述べて本項を終えたい。

感染症状のない産婦のスクリーニング的PCR検査の「検査として」の問題点

　先に陽性的中率と偽陰性の話をした。何の絞り込みもせずに一般の妊婦を対象にするということは、感染に関しては一般の人たちの集団の検査と同じである。

　だが、①市中感染が非常に少ない場合、調べた妊婦の中からたとえ陽性者が出たとしても、それは偽陽性である確率が高い、あるいはほとんどが偽陽性となるので、**検査自体、意味は疑わしい**（**表4-1-A**）。ここでの検査陽性を意義あるものにするためには、例えば微熱や味覚障害の症状があるとか感染者の濃厚接触者であるといった検査対象の絞り込みで事前確率を上げてから検査すべきである（**表4-1-B**）。

　一方、②市中感染がかなり頻発している状況であれば、陽性的中率はそのままでも上がる。だが、そこで今度は「偽陰性」が問題になる。先に紹介した論文にあるように、そもそも発症前は陽性率が低い。その上、全体で見ても3割の見逃しがあるとすれば、陰性の結果も安心できない。**結局、PCRの結果いかんによらず、結局は感染を想定した扱いは必要である**。感染対策の必要性を知る目的には役に立たず、最初から検査せずともやることは同じである（**図4-1**）。

　被験者を絞らずやみくもに検査することは、非流行時であれば、医療者の安心のための検査資源の浪費である（**表4-2**）。一方で、大規模流行、第二波、第三波を想定すれば、検査のための人的・物的資源、地域医療における検査システムへの大きな負荷になる。検査体制全体に対する脅威となる（**図4-1**）。流行次第でこれまでの数倍あるいは十倍程度に検査数が跳ね上がる。そのとき優先順位としてどうなのか、単に産科だけの問題ではない。外科手術でも術前PCRルーチン化を各科が主張している。流行時は、外来しかり、小児科しかり、さらに不幸にも院内感染が発生する場合も想定しておかねばならない。それらが一度に集積したとき、そこに起こるのは混乱である。そうなると本当に優先順位の高いPCR検査もままならなくなる。これは悪夢である。その事態は絶対に避けねばならない。

それをやることによって起こりうる想定とその先の問題

　次は検査で陽性だったときのことである。陽性者の出産は、十分な感染管理下になされるべきである。だが大事なのは、①それを**どこが**やるのかである。陽性者が受診した個々の病院が責任を持つ

表4-2 全分娩例への新型コロナウイルス感染症検査が当事者に結果的にもたらすもの

	PCR検査				抗原検査			
	陽性時		陰性時		陽性時		陰性時	
	非流行時	流行時	非流行時	流行時	非流行時	流行時	非流行時	流行時
医療現場の感染対策への貢献	? (ほぼ偽陽性)	◎	?	× (偽陰性あり)	? (偽陽性)	◎	?	× (偽陰性あり)
医療従事者の安心	? (ほぼ偽陽性)	◎	○	× (偽陰性あり)	? (偽陽性)	◎	○	× (偽陰性あり)
産婦の安心	×	×	○	○	×	×	○	○
病院／地域の分娩の安定的運用	N/A	△	○	○	N/A	○	○	○

のか。感染症指定医療機関など、他の病院へ転院か（**図4-1**）。果たして転院先の施設は日にあるいは週に何人受け入れられるのか。大流行で患者が増えてきたとき、調整可能なのか。そして転院先で万が一院内感染が起こったらその先はどうなるのか……。その先の具体的道筋の詰めなしに今やれるからといって勢いで決めてよいのか。

　次に妊婦側の問題である。②陽性と判定されれば、感染管理上、産前産後は完全隔離であり、出産も帝王切開という話も聞く。隔離は妊婦にとっては大きな不安である。ましてや、帝王切開は思いもよらないだろう。たしかに医療側にとってはある意味で安心かもしれないが、その可能性を検査前に説明して納得させることができるのか（**表4-2**）。しかも、先に述べたように、非流行期／非流行地域では**たとえ陽性の結果が出ても、ほぼ偽陽性の可能性が高いということまで含めて**である。結局、他の手段での陽性再確認は最低限必須である。

　「安全・安心」なるリズミカルな標語がある。だが医療者の安心は必ずしも患者の安心ではない。「安心」を内容の乏しい薄っぺらな安心にしてはいけない。

引用参考文献

1) Kucirka LM, et al. Variation in false-negative rate of reverse transcriptase polymerase chain reaction-based SARS-CoV-2 tests by time since exposure. Ann Intern Med. 2020;M20-1495. doi: 10.7326/M20-1495. Online ahead of print.
2) 厚生労働省新型コロナウイルス感染症対策本部. SARS-CoV-2抗原検出用キットの活用に関するガイドライン. 令和2年5月13日. 令和2年6月16日改訂. https://www.mhlw.go.jp/content/000640554.pdf

（西村秀一）

5 市中感染の状況に合わせた 感染防護レベル

Key Point

- ☑ 特殊な感染対策ではなく、まずは日頃の感染対策の延長から行う：手指衛生と発症者の休職。

- ☑ 「流行のイメージ」を共有して、対策の切り替わりの「半歩先」を説明する。

- ☑ 感染対策の実施には優先順位をつける：対費用／マンパワー効果を考えながら。

- ☑ やると決めた対策は徹底して行い、効果や副作用を評価する。

- ☑ 感染対策だけで100点を目指すのでなく、「リスクをどれだけ減らせるか」に注目する。

はじめに

　新型コロナウイルス感染症（COVID-19）の流行は、医療現場や社会生活のあり方を大きく変えつつある。産科特有の細かい感染対策の方策については他項に譲り、本項では変化していく新型コロナウイルス感染症の流行状況に合わせた感染対策の考え方について概論する。

新型コロナウイルス感染症の感染対策の基本の軸

まずは日頃の感染対策の延長：手指衛生と発症者の休職

　目まぐるしく変化する流行状況や、それに合わせて報道されるさまざまな風景を見ると、一般人のみならず医療従事者ですら浮き足立って、真新しい感染対策の方策やグッズに目が向いてしまう。新型コロナウイルス感染症についてワクチン開発が進んだとしても、原因のウイルス（SARS-CoV-2）を地球上から撲滅することは困難であろう。しかし策がないわけではなく、上述したように大量の患者の発生を防ぎ、重症者をつくらないようにする方策は多くある。

　この感染症は「ウイルスが原因の急性気道感染症である」という点については、馴染みの深いインフルエンザに近いところも多い。まず、感染対策の基本は「感染経路を断つ」ことである。病原体を患者や環境、社会から消せない以上は、それが患者、特に重症化しやすい宿主（新型コロナウイルス感染症については高齢者、免疫不全者）に伝播するのを防ぐことに注力する。中でも手指衛生と標準予防策、そして発症者は休職する、というスタンスは、新型コロナウイルス感染症の流行が地域にあるかどうかにかかわらず、本来どの医療施設であっても実施すべき対応である。有症状者が休むことはsocial distancing（またはphysical distancing）に含まれる方策であり、「患者に咳嗽がある場合には、飛沫を浴びる可能性を考えてサージカルマスクを着用する」対応は標準予防策に含まれる。これらは新型コロナウイルス感染症においての予防策として「当たり前」のように思える対応だが、これこそが効果が明確であり、最も重要な感染対策であることを今一度再確認して、実践につなげる必要がある[1,2]。

「飛沫＋接触感染対策」が中心であると意識する

　現在流行しているインフルエンザも、2009年に「新型」インフルエンザとして認識された株が現在の流行の主流を担っている。そして、ウイルス性急性気道感染症であるこのウイルスへの対策は、多くが新型コロナウイルス感染症に適応できる。それが、飛沫による感染を防ぐためのマスク着用と、手指や環境の表面を介して伝播することを防ぐための手指衛生である。異なる点は、SARS-CoV-2はやや大量にエアロゾルとして発生した場合、一定時間および距離で空気中に存在するため空気感染が起こりうる点である。しかしここに注目しすぎることなく、まずは「飛沫感染＋接触感染対策を行う」が対策の中心であることを再確認する必要がある。**表5-1**には季節性インフルエンザと新型コロナウイルス感染症の比較を示しており、双方の類似点とともに違いも確認しておきたい。

　そして季節性インフルエンザの流行で起こりえたことは、新型コロナウイルス感染症でも起こる。医療現場では冬季になると施設内でのインフルエンザアウトブレイクの報告が絶えないが、有症状の医療従事者の就業継続が原因であることも少なくない。そして同様なことが新型コロナウイルス感染症においても医療現場で起こっており、医療施設内でのクラスター形成が報告されている。新型コロナウイルス感染症は症状だけで感冒やインフルエンザと区別することは困難であり、「コロナではないはず」という考えで就業継続してしまうことは、想像に難くない。新型コロナウイルス感染症が存在していることが知られている状況であれば、これまで以上に「症状がある医療従事者は速やかに休職する」という対応は必須であり、そのためには、組織として「職員が休むことができる」環境の整備を進めることが重要となる。さらに、新型コロナウイルス感染症による多くの医療施設・介護施設でのクラスターの原因となった1例目は、無症状であることが多いという[3]。地域流行が始まれば、職員が就業中は常時マスクを着用することで、職員間や患者との間での感染を防ぐ効果も期待できる。

流行状況によって感染対策が「変わる」ことを理解してもらう

　メチシリン耐性黄色ブドウ球菌（MRSA）やクロストリジウム・ディフィシル（CD）などの耐

表5-1 季節性インフルエンザと新型コロナウイルス感染症の比較

		季節性インフルエンザ	新型コロナウイルス感染症
ウイルスの性質・治療など	潜伏期間	2日(1〜4日)	5日(2〜14日)
	ヒト-ヒト感染を起こしうる期間	発症1日前〜発症5日後	発症2〜3日前〜発症7〜10日後
	診断目的の検査(検体)	迅速抗原検査(鼻咽頭)	PCR検査、抗原検査(鼻咽頭、唾液、喀痰)
	環境での残存(物質表面)	2〜8時間程度	1〜3日間程度
	有効な薬剤	あり(オセルタミビルなど)	開発中
	重症化リスク	妊婦、乳幼児、高齢者、免疫不全者	高齢者、免疫不全者
感染対策の方策	手指衛生	実施すべき	実施すべき
	飛沫感染対策としてのサージカルマスク	実施すべき	実施すべき
	飛沫感染対策としてのフェイスシールド・ゴーグル	できれば実施すべき	実施すべき
	空気感染対策としてのN95マスク・陰圧隔離	一般的に不要	エアロゾル発生手技・状況では実施すべき
	環境清掃(高頻度接触部位)	実施すべき	実施すべき
	環境清掃用で推奨される主な消毒剤*	第4級アンモニウム塩	次亜塩素酸ナトリウム、界面活性剤(食器用中性洗剤、第4級アンモニウム塩など)
	ワクチン	数か月有効なものが接種可能	開発中

＊アルコールも環境清掃・消毒で双方に有効であるが、手指衛生に使用できる有効な数少ない消毒薬であり、清掃・消毒に消費することは昨今のアルコール供給不足を考慮すると「もったいない」と考えられる。また、次亜塩素酸水については「大量の液をかけ流す・ヒタヒタにする」必要があり、実践的な環境清掃としては簡便とは言えないので、含めていない[4]。

性菌に対する接触感染予防策は、「常に行う感染対策」として医療従事者の中で流布しているが、新型コロナウイルス感染症のような「流行」という波を持った感染症の場合には、状況に応じて感染対策の内容が変化する。これが現場の医療従事者や患者・家族にとって、「どんどん変わってわかりにくい」「軸ブレしているのでは？」という混乱を生じる原因となる。

　しかし本当は、感染対策の考え方・基本には変化がない。感染対策の対象となる患者（疑い含む）の数に合わせて限りあるリソース（人員、防護具、検査キット、個室病床など）を施設内や地域で有効に活用するための調整を行っている、ということを職員や患者に十分に説明して、理解を得ることが重要である。

新型コロナウイルス感染対策の実践における肝_{キモ}

「流行イメージ」の共有をはかる

　新型コロナウイルス感染症に対する感染対策が「ぶれやすい」原因として、「流行状況によって変化する」という特徴を挙げた。しかし、ここで問題になりやすいのは、流行状況に対するイメージの持ち方が個人ごとで違うことである。ある別の地域で起こった多発の報道を見て心配する人もいれば、自地域で発生がなければ大丈夫、と判断する者もいる。これが施設内である程度統一されていないと、そのときに施設で行うべき感染対策を徹底することができない。

　そのため「流行のイメージ」の共有を職員内で行うことが重要となる。それには疫学データなどの「科学的根拠」と、常識的な範囲の「わかりやすさ」が必要である。疫学データとして何を用いるかは施設の性格により変化するが、自施設での新型コロナウイルス感染症患者の受診・入院数のみならず、診療地域の発生状況は参照すべきである。

　疫学的数値として特に注目すべきなのは、「疫学リンクの追えない症例の数」であろう。この増加は地域における未確認の患者数の増加を予見させ、地域のウイルス濃度の上昇を物語ると思われる。さらに「直近1週間の人口100万人当たりの累積新規感染者の報告数が5人以上」という指標などは緊急事態宣言を解除する基準とされており、逆にこれを超えてきた場合には、緊急事態宣言が先行きとして出されることを予期する「黄色信号」とも言える。この数字はウェブ上で簡便に確認できるので、活用していただきたい[5]。また、地域や国において示される緊急事態宣言や特定警戒都道府県などは報道などでも繰り返し述べられる指標であり、一般人や医療従事者の理解を得やすい指標と言える。

　各地域におけるこうした指標を組み合わせて、関係者が「納得しやすい」指標を施設ごとに設定する。表5-2には当院で用いている流行状況のレベルの設定と、それに合わせた感染対策を示す。こうしたまとめ方をしておくことで、その時点での流行状況を職員に周知するだけでなく、今後、患者が増えた場合にどのようなことが必要になるのか、「半歩先」を見せておくことで備えを早めに行い、理解を深めることができる。

　それぞれのフェーズの感染対策について、感染対策担当者がすべての部門について微に入り細に入り対策を指示するのは、現実的ではない。各部署の運用はその担当者が最もよく把握しているので、大きなイメージを共有した後は、各部署で頭をひねって当事者として対策案を練るべきである。それにより流行対策に向けての自覚が芽生え、感染対策にも納得を得やすくなる。

　また「流行地」の定義についても指標を示しておく。学会参加などの出張がある場合、自地域では新型コロナウイルス感染症が流行していなくても、出かけた先での流行状況によっては、帰郷後にそのまま就業することはリスクが高い場合がある。当院では帰郷後14日間の自宅待機（自粛）を求める、つまりすぐに就業を避けてもらう新型コロナウイルス感染症流行地の定義として、①特定警戒都道府県に指定されている、②緊急事態宣言が出されている、③入管法に基づく入国制限地域（外務省による感染症危険情報レベル3）および検疫強化対象地域（外務省による感染症危険情報レベル2）に指定されている国、の3つを挙げている。さらに面会者や外来受診者に対して渡航

表5-2 新型コロナウイルス感染症の地域での発生状況の定義例とそれに合わせた産婦人科診療での感染対策

	散発期 封じ込め期	流行早期 流行小康期	流行期
都道府県内発生状況	• 新規患者発生が数例あるが、疫学リンクがほとんど追えている。	• 疫学リンクが追えない症例が数例ある。	• 疫学リンクが追えない症例が累計10例以上ある。
診療圏内発生状況	• 新規患者発生があるが、疫学リンクが追えている。	• 疫学リンクが追えない症例がある。	• 疫学リンクが追えない症例が数例以上ある。
同施設内(総合病院など)におけるCOVID-19診療状況	• 新規入院患者はほとんどいない。 • 時に疫学リンクを追える症例が1～2名入院している。	• 1週間に1～3例程度の新規入院患者あり • 挿管患者が2名以上あり	• 1週間に5例以上の患者が入院する。 • 挿管患者が3名以上あり
流行状況のイメージ	• 地域内流行ではなく、域外からのウイルス侵入が散発している。 • 診療体制に大きな変化はないが、流行に向けた準備をすべき重要な時期 • 手指衛生・個人防護具着脱などの訓練を重点的に行う。 • 有症状の職員・業者・面会者は施設に入るのを禁止することを周知しはじめる。	• 地域内での流行が開始しつつあるため、職員・患者も気づかずに(無症状で)感染している事例が増える。 • 有症状の職員・業者・面会者は病院に入れない(出入りのチェックを強める)。 • 他施設との連携を強め、地域としての患者受け入れ態勢を整える。	• 職員・患者の中に無症状で感染している事例が一定数存在しうる(＝院内アウトブレイクのリスクが高まる)。 • 施設内でのウイルス拡散を防ぐため職員・患者に常時マスク着用を徹底してもらう。
外来診療	• 流行時の対策準備 • 通常どおりの標準予防策(体液曝露対策)を実施 • 受診時のマスク着用を勧める。	• 受診者のバイタル・症状の早期確認＋トリアージ • 受診者のマスク着用を徹底。 • 待合室の人数制限：2メートル以上の間隔を確保 • 特殊検査はサージカルマスク＋ゴーグル＋手袋＋ガウン着用での実施を開始 • 延期可能な検査・治療対象者の抽出＋調整開始 • ファックス処方の運用準備・開始	• 受診者の早期トリアージの徹底(できれば受診前に確認) • 受診者のマスク着用を徹底 • 待合室の人数制限：2メートル以上の間隔を確保 • 特殊検査はサージカルマスク＋ゴーグル＋手袋＋ガウン着用で実施 • 延期可能な検査・治療対象者の受診を避ける(ファックス処方を活用)。
入院診療	• 流行時の対策準備 • 通常どおりの標準予防策(体液曝露対策)を実施	• 早期退院を推進＋延期可能な検査・手術の延期／紹介を調整 • 入院患者がベッドを離れる際にはマスク着用を促す	• 早期退院を強力に推進する • 延期可能な検査・手術を延期する • 入院患者がベッドを離れる際にはマスク着用を徹底 • 可能な限り大部屋では患者周囲のカーテンを閉めておく

(次ページへ)

(前ページから)

	散発期 封じ込め期	流行早期 流行小康期	流行期
面会	• 有症状者の面会禁止 • 面会時のマスク着用を推奨する	• 原則的に家族以外の面会は禁止（面会者の人数制限） • 有症状者の面会禁止 • 面会時マスク着用を必須化（布マスクでも可能）	• 原則面会禁止 • どうしても必要な面会時にはマスク着用が必須（布マスクでも可能） • 荷物の受け渡し場所は指定エリアで行う
医療従事者への注意	• 有症状の職員が休める体制作りを各部門で進める。 • 医療従事者として必要なワクチン接種（インフルエンザなど）の推進 • 患者対応時のマスク着用を開始する。	• 職員の手指衛生を徹底＋常時サージカルマスク着用を開始 • 食事休憩は時間をずらして行うことを開始する。 • 職員の健康・メンタルサポートチームの準備・活動開始	• 手指衛生＋常時サージカルマスク着用を徹底 • 食事休憩は時間をずらして行う。 • 職員の健康・メンタルサポートチームの活動を進めフィードバックを行う。
有症状の医療従事者への対応 [5, 6]	• 速やかに休職する。 • 感冒症状であればCOVID-19のPCR検査を未実施／陰性でも発症後（5〜）7日は休職とする。	• 速やかに休職する。 • 感冒症状であればCOVID-19のPCR検査を未実施／陰性でも発症後7（〜10）日は休職とする。	
施設内での職員の会議・講義など	• 有症状者の参加は禁止	• 開催回数をできるだけ減らす。 • ウェブ会議ツールや録画などの方法を準備する。	• 開催を極力避ける。 • 実施するならウェブ会議ツールや録画を用いる。

歴として注意して聞くべき地域として①〜③に加えて、④直近1週間の人口100万人当たりの累積新規感染者の報告数が5人以上、も含めている。こうした指標を職員・患者に明示しておくことで、流行地への渡航の際の注意喚起や面会制限への理解を得ることの一助となる。

対策に優先順位をつける：流行後にも続けるべき対策は何か？

あまたの感染対策の方策をすべて実施することは、費用・マンパワーや時間の制限で実際的に無理である。そのため、感染対策には優先順位をつける。そこでは、有効性が示されており、対費用効果が優れているものが最優先となる。それは、新型コロナウイルス感染症では手指衛生とマスクの着用であり、さらに有症状者の休職である[1, 2]。これらの方策は新型コロナウイルス感染症のみならずインフルエンザなどにも有効であり、こうした対策から、まずは徹底して進めるべきである。「今だけ頑張る」といった一時的な感染対策は総じて効果が明確でなかったり、継続にはコストがかかりすぎるので、後回しにすべきでる。まずは前述した「いつでも行うべき対策」に焦点を合わせて実践する。これらは新型コロナウイルス感染症の流行が去った後でも施設を感染症から守る防壁として残るであろう。

5

市中感染の状況に合わせた感染防護レベル

やるならやる：徹底と振り返り

　感染対策は実施する人としない人とが混在していては、効果を発揮できないばかりか、効果の評価すらできない。上記のように流行のイメージを共有し、やるべき対策の優先順位をつけて、実施すると施設で決めたことは徹底して行う。また、すべての感染対策には「副作用」があり、職員や患者への負担もある。そのため、実施した感染対策の効果（感染した職員の数など）と職員の負担（健康メンタルサポートチームによる休職者数や面談希望者の数、ストレスチェックなど）を評価して、施設として感染対策の調整を進める必要がある。感染対策を実施することだけで満足せず、「リスクをどれだけ減らせるか」に注目して対策プランを見直す必要がある。

引用参考文献

1) Chu DK, et al; COVID-19 Systematic Urgent Review Group Effort (SURGE) study authors. Physical distancing, face masks, and eye protection to prevent person-to-person transmission of SARS-CoV-2 and COVID-19: a systematic review and meta-analysis. Lancet. 2020;395(10242):1973-1987.

2) Chou R, et al. Epidemiology of and risk factors for Coronavirus infection in health care workers. Ann Intern Med. 2020 May 5:M20-1632. doi: 10.7326/M20-1632. Online ahead of print.

3) Furuse Y, et al. Clusters of Coronavirus Disease in Communities, Japan, January-April 2020. Emerg Infect Dis. 2020. PMID: 32521222.

4) 経済産業省. 新型コロナウイルスに有効な消毒・除菌方法(一覧). 令和2年7月6日版. https://www.meti.go.jp/press/2020/06/20200626012/20200626012-1.pdf

5) 札幌医科大学医学部附属フロンティア医学研究所ゲノム医科学部門.【都道府県別】人口あたりの新型コロナウイルス感染者数の推移. https://web.sapmed.ac.jp/canmol/coronavirus/japan.html?y=0

6) 日本環境感染学会. 医療機関における新型コロナウイルス感染症への対応ガイド. 第3版. 2020年5月7日. http://www.kankyokansen.org/uploads/uploads/files/jsipc/COVID-19_taioguide3.pdf

7) 日本渡航医学会、日本産業衛生学会. 職域のための新型コロナウイルス感染症対策ガイド. 第2版. 2020年6月3日. https://plaza.umin.ac.jp/jstah/pdf/corona02.pdf

（椎木創一、高山義浩、大畑尚子）

6 東京都の新型コロナウイルス感染症対策システム

Key Point

☑ 東京都では、4月上旬から中旬にかけ陽性者数が増加し、病床確保は逼迫した状況にあった。

☑ 陽性妊産婦の受け入れは、産科を有する都立・公社を第一選択とし、感染症指定医療機関、周産期関連医療機関（総合・地域周産期母子医療センター、周産期連携施設）の順で行われた。

☑ 東京都全体の陽性者のうち妊婦の割合は0.3％で、出産に至ったものも0.1％にとどまり、都の人口当たりの出生数（0.8％）を下回るものであった。

☑ 今後の課題として、無症状でPCR検査を希望する妊産婦の検査場所の確保が挙げられる。

☑ 都庁では、第二波に備え、最大1日当たり分娩管理可能病床15床と妊婦対応可能病床115床の確保を目指している。

はじめに

　2019年12月、中国の湖北省武漢市で発生した新型コロナウイルス感染症（COVID-19）感染症は1月中旬、日本に上陸した。都内で初めて感染者が確認されたのは1月24日で、同日、東京都では危機管理対策会議を開催し、新型コロナウイルス感染症に関する対応の検討が始まった。

　医療体制については、3月1日付で、厚生労働省新型コロナウイルス感染症対策推進本部から、新型コロナウイルス感染症対策を協議する都道府県単位の協議会設置の要請があり、3月13日付で「東京都感染症医療体制協議会」の要綱および要領を改正し、新型コロナウイルス感染症に対応する東京都全体の医療体制の整備が進められた。

　本項では、2020年1月から6月までの東京都の状況を解説し、今後、第二波の到来を踏まえた東京都の対策を解説する。

東京都の状況

　都の新規新型コロナウイルス陽性者数、PCR検査実施件数と陽性率の推移を**図6-1**に示す[1]。新規陽性者数は3月下旬から緩やかに増加し、4月中旬、1日当たり200名を超え、ピークに達している。一方、PCR検査件数は各医療施設で実施可能になった4月中旬から急速に増加し、陽性率は患者数のピーク時30%前後であったが、その後、陽性者数の推移に伴い低下した。

　都ではこれら感染拡大の状況に合わせ、4月上旬には700床であった確保病床を、段階的に2,000床、3,300床と増床させ対応してきた。当初、これら病床確保は感染症指定医療機関が想定されていたが、患者数の増加に伴い、都立・公社病院、特定機能病院、感染症診療協力病院を含む一般病院へと拡大された。

　図6-2に都が発表した入院患者数の推移と確保病床数の推移を示す（6月9日時点）[1]。都では5月6日に2,974名と最大値を公表しているが、厚生労働省の発表では4月27日の1,832名が最大値で、5月6日には1,511名に減少しており、大きな乖離がある。都の数字が正しければ、4月上旬から中旬にかけ、病床確保は極めて逼迫した状況にあったことになる。いずれにしろ、感染拡大期には行政も大きく混乱していたことがわかる。

　実際に災害時小児周産期リエゾンとして都庁の調整本部に携わり、自施設でも感染者を管理したが、ピーク時に中等症患者が入院できず数日を要した事例や10施設以上で受け入れ困難であった事例もあり、行政の対応が若干、後手に回った印象がある。4月中旬以降は軽症者のホテル滞在が実施されるようになり、医療施設の病床に余裕が出た。

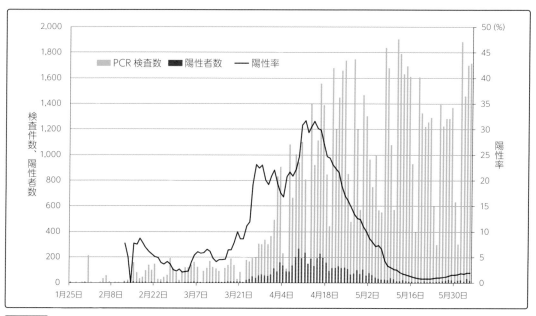

図6-1 陽性者数、PCR検査実施件数、陽性率の推移（東京都）
（東京都新型コロナウイルス感染症対策サイトより作成）

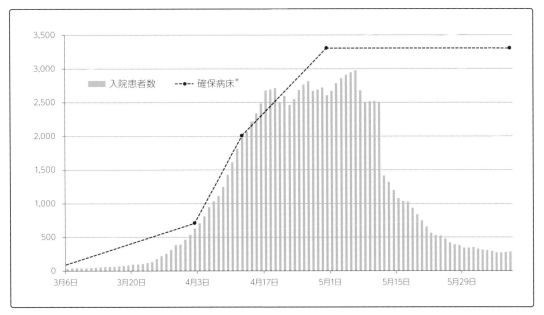

図6-2 入院患者数と確保病床数の推移(東京都)
＊東京都発表の病床確保数（東京都新型コロナウイルス感染症対策サイトより作成）

6

東京都の新型コロナウイルス感染症対策システム

周産期関連の状況

受け入れ施設の選定

　都では3月下旬、周産期医療協議会のメンバーを中心に新型コロナウイルス感染妊産婦の受け入れ体制が検討された。通常の医療供給体制を維持する観点から、一部の施設のみで受け入れる案も検討されたが、感染症に対する機能と高次産科機能の双方が併設された施設はわずかで、原則、すべての周産期関連医療機関（総合・地域周産期母子医療機関、周産期連携施設）で受け入れ対応することになった。

　実際の運用には優先順位が設けられ、産科を有する都立・公社を第一選択とし、産科を有する感染症指定医療機関、それらを除く周産期関連医療機関の順に受け入れることを定めた。

妊産婦の状況

　新型コロナウイルス感染症は2類感染症に指定され、保健所を介した行政対応となることから、患者収容先の選定、搬送手段の選択などは都庁に設置された調整本部で行われた。また、妊産婦の陽性者数が増加した場合を想定し、これら感染症法に基づく行政対応に加え、通常の周産期搬送ルールを積極的に運用することも検討されたが、妊産婦の陽性者数が予想を下回り運用には至らなかった。

　実際の妊産婦の陽性者数は、東京都全体の陽性者数が5,000人を超えた時点で、20名弱であり、

その割合（0.3％）は都の人口1,400万人当たりの出生数11万人（0.8％）を下回るものであった。また、陽性者で出産に至ったものも5名前後で、全陽性者の0.1％にとどまった。なお、分娩はいずれも帝王切開となっていたとされる。

　しかし、これらの数字はあくまで推測値で、正確な妊産婦の頻度は明らかにされていない。主たる原因は、調整本部で用いられた患者情報に妊娠の有無が含まれていなかったことにあり、今後の課題になっている。

■ 帰省分娩

　東京では11万出生のうち約1万が他道府県への帰省分娩と推測されている。緊急事態宣言が発令され、日本産科婦人科学会、日本産婦人科医会からも長距離の移動を伴う帰省分娩を控えるよう声明が出された。

　東京産婦人科医会ではこれらを受け、都内のすべての産科施設（約160カ所）に緊急アンケート調査を行い、帰省分娩を断念した妊婦の受け入れ可能施設約130カ所を5月上旬にはホームページ上に公開した。

　一部のマスコミでは、帰省を断念した妊婦の出産先がなくなることが問題視されていたが、実際にはかかりつけ医に相談することで分娩先は確保され、大きな混乱は報告されていない。

今後の対応

　都では第二波を想定し、以下の対応を行っている。

■ 外来診療体制

　都では、SARS-CoV-2への感染が疑われる患者が、診療体制の整った医療機関を適切・確実に受診できるようにするため、2つの窓口を設置し、かかりつけ医の役割を示している。

　無症状で本人が不安に感じる場合の一般的な相談窓口は、新型コロナコールセンターと呼ばれ、日本語に加え英語、中国語、韓国語に対応している。また、「息苦しさ」「強いだるさ」「高熱」などの症状があり、医療機関への受診を希望する場合、いわゆる帰国者・接触者相談センターに当たる新型コロナ受診相談窓口が24時間対応する。

　さらに、これらとは別に、かかりつけ医がいる場合、まず、当該施設に電話で相談することを推奨している。かかりつけ医は状況に応じ、前述の各センターに相談することを促すか、地域の保健所などを介し帰国者・接触者外来を紹介するなどを判断する。

　問題点としては、帰国者・接触者外来のキャパシティーが挙げられる。帰国者・接触者外来はおおむね各区市町村に設置され、各窓口、かかりつけ医の求めに応じている。しかし、1人当たりの診察に1～2時間を要し、感染拡大の状況によっては必ずしも充足した状況ではない。

　周産期領域では、妊産婦の大部分はかかりつけ医がいることが前提となり、産科医療機関の果たす役割は大きい。**図6-3**に産科医療機関から見た対応を示すが、症状、濃厚接触、PCR検査の必

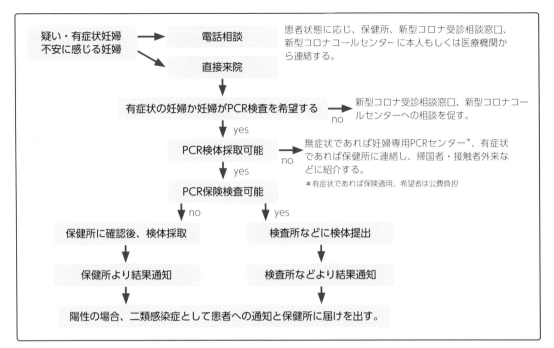

図6-3 新型コロナウイルス検査対応の流れ（東京都）

- 保健所は、入院調整などを行い、届けに記される患者情報をもとに直接患者に指示を出す。
- 保健所に連絡する際、自施設内の濃厚接触者の有無を報告し、保健所の判断に従い自宅待機などの措置をとる。
- なお、濃厚接触者は国のガイドラインに沿って判断し、申請するため、スタンダード・プリコーションを満たしていれば、申請は不要になる。

※2020年6月現在、無症状妊婦の専用PCRセンターについては確定していない。

要性などの有無により、適切に判断することが求められる。

PCR検査の実施場所

すでに各区市町村に保健所、医師会などが主導するPCR検査センターが50カ所近く設置されている。地域によっては基幹施設内に設置されるが、多くは特設の会場で医師会所属の開業医師らにより運営されている。

今後、問題となるのは妊婦へのPCR検査の公費助成である。国では妊婦が希望する場合、公費で検査が受けられるよう定め、運用を各都道府県に求めている。有症状の妊婦では、帰国者・接触者外来や各施設内の整備された採取室など相応の場所で、保険適用で検査が行われるが、無症状、かつリスクが低い妊婦の検査を同様の場所で行うことには問題がある。

無症状で検査を希望する妊産婦の無用な感染リスクを回避するため、採取方法や場所を早急に設定する必要があるが、6月現在、これらは確定していない（**図6-3**）。なお、都の周産期医療協議会では、30％近い偽陽性率や無症状陽性者の分娩方法、分娩場所の選定が困難なことから、妊婦全例に対するユニバーサルスクリーニング検査は積極的には推奨せず、希望する場合もかかりつけ医と相談の上で実施する流れを検討している。

6

東京都の新型コロナウイルス感染症対策システム

表6-1 病床確保の割り当て調整のイメージ(東京都)

レベル	区分	確保病床数	内訳				
			都立・公社	感染症指定医療機関	特定機能病院救命救急センター	公立・公的医療機関	重点入院医療機関など
1	重症	100床	5床 (25床)	5床 (20床)	5床 (35床)	2床 (20床)	―
	中等症など	900床	30床 (250床)	20床 (100床)	10床 (150床)	10床 (400床)	―
2	重症	300床	20床 (100床)	8床 (40床)	10床 (130床)	4床 (30床)	―
	中等症など	2,700床	60床 (500床)	50床 (300床)	30床 (600床)	40床 (1,200床)	5床 (100床)
3	重症	700床	20床 (100床)	15床 (100床)	20床 (400床)	8床 (100床)	―
	中等症など	3,300床	60床 (700床)	60床 (350床)	30床 (700床)	60床 (1,400床)	5床 (150床)

上段：割当病床／病院、下段：(確保病床)
※上記感染症指定医療機関は都立・公社病院を除く。

病床確保

　都では6月以降警戒レベルを下げ、レベル1の入院病床確保（重症100床、中等症など900床）を求めている。しかし、第二波に対する国の試算に基づき、都内で1日最大2万人の陽性者が発生した場合を想定し、都内各施設より重点入院医療機関を募り、警戒レベルごとの病床確保計画を示している（**表6-1**）。また、新型コロナウイルス感染疑いの救急患者についても、東京ルールを設け、5医療機関が受け入れ困難であった場合、または、搬送調整に20分以上を要する場合、必ず受け入れる医療機関を指定する方向で検討が進んでいる。

　一方、周産期関連では、分娩管理可能病床（**表6-2**）と妊婦対応可能病床（**表6-3**）に分類し、警戒レベルに応じた病床数を示している。調整順位は産科を有する都立・公社が第一優先となり、レベルの増加に伴い産科を有する感染症指定医療機関、周産期関連医療機関へと確保病床を拡大する。なお、重症者は都立の2つのスーパー周産期母子医療センターを中心に病床確保を要請している。第一波の経験から、仮に1日最大2万人の陽性者が発生した場合でも、妊娠、分娩管理を要する妊産婦用に、130床の確保に止めている。

おわりに

　国難と言えるこの厄災に対し、日常生活のみならず医療供給体制もまた変容が求められている。

表6-2 分娩管理可能病床確保の割り当て調整のイメージ（東京都）

レベル	確保病床数	内訳			(再掲)うち重症（スーパー周産期）
		産科を有する都立・公社	産科を有する感染症指定医療機関	周産期関連医療機関※（特定機能病院、公立・公的医療機関）	
1	3床	1床(3床)	―	―	都立2病院(2床)
2	10床	1床(5床)	1床(5床)	―	都立2病院(2床)
3	15床	1床(5床)	1床(5床)	1床(5床)	スーパー6病院(5床)

上段：割当病床／病院、下段：（確保病床）
※周産期関連医療機関：総合／地域周産期母子医療センターおよび周産期連携病院
※新生児は、濃厚接触児として小児科(新生児室など)で管理
※原則として、かかりつけ妊婦は自院管理とするが、自院管理困難な場合の受け入れ先

表6-3 妊婦対応可能病床確保の割り当て調整のイメージ（東京都）

レベル	確保病床数	内訳		
		産科を有する都立・公社	産科を有する感染症指定医療機関	周産期関連医療機関※（特定機能病院、公立・公的医療機関）
1	5床	1床(4床)	1床(4床)	―
2	40床	3床(15床)	4床(15床)	2床(10床)
3	115床	5床(25床)	5床(25床)	2床(65床)

上段：割当病床／病院、下段：（確保病床）
※周産期関連医療機関：総合／地域周産期母子医療センターおよび周産期連携病院
※原則として、かかりつけ妊婦は自院管理とするが、自院管理困難な場合の受け入れ先

患者数に占める妊産婦の割合は1％未満と低いものの、2つの命を守るという特殊性から周産期領域では、全体の医療供給体制整備とは個別に対応が求められている。

　これらの体制整備のため、多くの自治体や仲間が同様の苦労をしていると推察するが、この特殊性こそが周産期であり、産婦人科医師の果たす役割は大きい。皆が一丸となり対峙することで、必ずやこの難局を克服できるものと確信している。

引用参考文献
1) 東京都新型コロナウイルス感染症対策サイト. https://stopcovid19.metro.tokyo.lg.jp

（中井章人）

6

東京都の新型コロナウイルス感染症対策システム

7 新型コロナウイルス感染妊婦の受け入れ体制の構築

Key Point

☑ 新型コロナウイルス感染症は2類感染症に相当し、都道府県知事への届け出はもちろん、患者の入院勧告や転院の際の移動などは保健所を中心とした行政の責任において行われる。

☑ 受け入れ体制を構築する際、ある程度は必要な病床数など段階を経て考えておく必要がある。全体の規模感を見極めながら周産期領域で行えることが何かを模索する。

☑ 平時ではないので、100点満点は目指せない。フェーズを見誤らないよう注意し、及第点はとれる体制を作り上げ、適宜見直すように心がける。

☑ 情報が足りないとき、過多になるときがあるので定期的に整理する。

☑ 感染拡大のスピードと議論のスピードが合わないこともあるが、短期的な目標を設定し論点を絞り、腰を据えて議論を積み上げていく。

はじめに

2019年12月より中国で原因不明の肺炎が増加しているとの情報が舞い込み、その後1月には死亡例が報告された。発生元は人口878万の武漢にある南海鮮卸売市場と言われ、WHOはすでに1月8日にはウイルスの同定に成功している。そして、これまで一般的な風邪のウイルスとして知られている4種類のコロナウイルスと違い、SARS-CoVやMARS-CoVといった病原性の高いコロナウイルスの一つとしてSARS-CoV-2と名付けられた。

本項では、2020年に入ってからの約6か月を振り返り、新型コロナウイルス感染症（COVID-19）患者を周産期医療の点からどのように受け入れる体制を構築したのかを概説する。今後の第二波や第三波に向けた対策や今後の新興感染症、はたまたVUCA（「volatility（激動）」「uncertainty（不確実性）」「complexity（複雑性）」「ambiguity（不透明性）」の頭文字をつなげた言葉）の時代に生きる我々にとって、医療提供体制の柔軟な構築に役立てば幸いである。

　なお緊急刊行という事情もあり、新型コロナウイルス感染症の国内の状況も対策も刻々と変化している点に留意いただければ幸甚である。

わが国における経緯と県の対応

　国内では、1月16日に神奈川県で中国からの帰国者において初めて感染が確認された。その後、1月末に指定感染症とすることが決定され、2月に入ると新型コロナウイルス感染症に対応するべく「帰国者接触者外来」や「帰国者・接触者相談センター」などが設置された。さらに間髪を入れず横浜港にダイヤモンドプリンセス号が入港する事態となった。2月17日には受診や検査の目安としてPCRの行政検査基準の通知も行われた[1]。その間、じわりじわりと感染拡大は続き、クラスター発生のあった北海道でいち早く外出自粛要請が発出され、全国の教育機関で休校措置が取られるようになった。そしてついに3月1日に厚生労働省新型コロナウイルス感染症対策推進本部より各都道府県に対して医療提供体制を構築するよう事務連絡が出された[2]。

　災害時など非常時の際に、小児・周産期領域の対策が十分に取られにくいことは東日本大震災からの教訓であり、日本産婦人科医会も今回の新型コロナウイルス感染症については1月より注視していた。2月3日には妊婦向けのアナウンスを第1報として発出し、以降8報まで更新されている[3]。

感染症法

　新型コロナウイルス感染症対策において大きなポイントの一つが、新感染症として2類感染症扱いとなったことである。感染症法（感染症の予防及び感染症の患者に対する医療に関する法律）では、感染症（1～5類感染症、新型インフルエンザ感染症、新感染症、指定感染症）を定義し、指定医療機関（特定、第1種、第2種、結核）を定義している。また、感染の拡大を防いで発生の状況を把握するために、該当する感染症を診断した医師は最寄りの保健所を通じて都道府県知事に届け出る義務を定めている。新型コロナウイルス感染症は、2類に相当するので、患者の同意は不要であり、診断後直ちに保健所に氏名、年齢、性別などの事項を届ける義務がある。残念ながら妊娠の有無や週数に関する記載欄はない。さらに、都道府県知事の職務権限として、入院の勧告や病原体に汚染されていると考えられるエリアや物品の消毒指示、水の使用制限、建物への立ち入り制限などの対物措置を行うことができると規定されている。今回の新型コロナウイルス感染症では、特に診療所や一般病院に分類される分娩取り扱い施設にとって、対物措置に関する不安は計り知れなかった。実際、神奈川県内でも、陣痛室での新型コロナウイルス感染症発生により4週間の分娩取り扱い中止が余儀なくされ、10か月の妊婦を他施設に振り分ける事案が発生した。

県対策本部の方針と周産期医療提供体制

　神奈川県においては、2月3日に横浜港に入港したダイヤモンドプリンセス号（乗客2,666人、乗客1,045人、陽性者723名、死亡者13名）の経験から、全国のモデルとなるべく新型コロナウイルス感染症対応をいち早く協議している。

　特に、3月中旬まではフェーズ0として新型コロナウイルス感染症については感染症指定医療機関で、その他の医療は平時の医療継続として行っていた。しかし感染拡大を見据えて、移行期としてフェーズ1、蔓延期としてフェーズ2を想定し、体制整備を行っている。具体的には中等症（酸素投与もしくはそれに付随する程度の治療を要するもの）を診療できる「重点医療機関」を策定し集中化することで重症例の対応を行う高度医療機関を逼迫させないとする「神奈川モデル」を作り上げた（**図7-1**）[4]。ただし、県内の構想は比較的早期に完成していたが、肝心の重点医療機関の選定作業は困難を極めた。拠点病院候補には、2019年9月に地域医療構想を具現化するために今後再編が必要と名指しされた病院もあり、県としては空床補償を含めた手厚い保護を行っても強い反発も受けることとなった。

　かくして公表された重点医療機関を見てみると、分娩取り扱い施設は一つしかなく、周産期センターでもない一般病院であった。このため、「神奈川モデル」で対応が十分でない領域である小児・周産期、透析、精神疾患については別途体制整備を行う必要が出てきた。

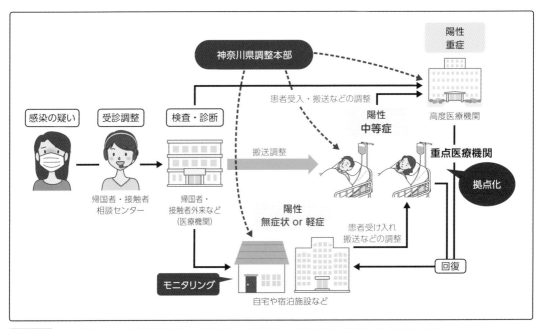

図7-1 神奈川県の医療提供体制：移行期・蔓延期の緊急医療体制「神奈川モデル」

神奈川県産科婦人科医会COVID-19対策協議会の立ち上げ

　すでに3月4日に、厚生労働省新型コロナウイルス感染症対策推進本部から事務連絡が発出され、それを受けて日本産婦人科医会各支部長に対して新型コロナウイルス感染妊婦を受け入れる医療機関を県と調整するよう医会長から要請があった。本来は県の周産期医療協議会を活用すべきであったが、集合形式の会議体が催される状況でもなく、県の医会内で適切な体制を構築して県に提案することが一番迅速に対応できると考えた。そこで、県の医会長をトップとして、周産期医療や災害対策の部会・委員会からなる「COVID-19対策協議会」を立ち上げた。そして、立ち上げとともに県内のすべての医療機関に妊婦の受け入れ体制などを問う緊急アンケートを行った。

　対象は県内の分娩取り扱い施設127施設で、調査期間は3月12日から22日とした。回答は県内の5カ所の総合周産期母子医療センターを含む80施設から得た。質問は10項目から構成され、新型コロナウイルス感染妊婦の妊娠・分娩管理が可能か、これまでの診療経験はあるか、どのような院内対策を行っているのか、要望はあるか、といった内容である。新型コロナウイルス感染妊婦の応需については、可能と答えた施設は7施設にとどまり不可能と回答する施設が80％にのぼった。また、たとえかかりつけであっても、70％の施設は対応不可能との回答であった。これまでの診療経験では、14施設から疑いを含めた症例経験が報告されたが、実際の陽性例はダイヤモンドプリンセス号から下船した1症例のみであった。

　神奈川県の周産期救急医療システムでは、県内を6つのブロックに分けて分娩取り扱い施設を基幹病院、中核病院、協力病院に分類している[5]。一方で、感染症指定医療機関は8カ所（結核病棟除く）が指定されており、周産期における基幹病院は含まれていない。

　現行の体制、本アンケート調査および新型コロナウイルス感染症拡大の現状から、以下のことが課題として明らかになった。まず、受け入れ病院の絶対数が少なく搬送システムの構築が急務であること、そして感染症法に基づくため医師間や病院間での搬送調整は不可能であることである。そして、県内の約半数の分娩機能を担っている有床診療所に負担を強いることはできないこと、とはいえ平時でも多忙を極める総合・地域周産期母子医療センターや感染症指定医療機関かつ中核・協力病院へのしわ寄せも避けなくてはならない、ということである。さらには、これまで機能縮小の一途をたどってきた保健所は、その機能は完全にキャパシティオーバーに陥っており、周産期医療の実情を勘案した搬送調整を依頼する状況ではなかった。当然、周産期医療協議会で新たな枠組みを作る時間的な余裕もノウハウもなく、COVID-19対策協議会では、県の対策本部に周産期医療に精通した人材を配備することが問題解決の一助になると考えた。つまり、既存の周産期救急医療システムを利用しながら、平成28年度から始まった災害時小児周産期リエゾン[6]を活用することで円滑な搬送調整ができると判断した。幸い、神奈川県では毎年複数名の災害時小児周産期リエゾンが養成されており、各ブロックに配置も可能であり、今回のコロナ禍は一種の災害とはいえ情報通信の離断がないため、遠隔でも調整業務が可能と考えられた。

7

新型コロナウイルス感染妊婦の受け入れ体制の構築

新型コロナウイルス感染疑いおよび確定妊婦の対応方針

　アンケート調査の結果を受けて、3月末には神奈川県産科婦人科医会において基本方針案が策定された（**表7-1**、**図7-2**）。通常の周産期救急医療システムでは、県が設置した中央情報センターが搬送調整機能を担うが、感染症法の下ではシステムを利用することができなかったため、県知事（保健所長）の役目を誰かが担う必要があった。この方針案のポイントは、PCR検査陽性となり新型コロナウイルス感染症罹患の診断がついた場合、保健所が入院先を県や県の搬送調整コーディネーター（各ブロックの産科リエゾン）と協議して決定するというプロセスである。また診断に至らない場合で自施設での対応継続が困難な場合も県の搬送調整コーディネーター（各ブロックの産科リエゾン）と協議できるようにした。災害時小児周産期リエゾンも各ブロックで調整を行う「ブロ

表7-1 神奈川県における新型コロナウイルス感染疑いおよび感染確定妊婦への対応方針：基本方針（2020年3月時点）

	COVID-19疑似症例	COVID-19確定症例	（左記を満たさない）濃厚接触者である妊婦
	37.5℃以上の発熱が2日程度続く・強い倦怠感や呼吸困難がある	SARS-CoV-2 PCR陽性	
妊娠36週までの産科管理を要さない妊婦	• 帰国者・接触者相談センター経由で帰国者・接触者外来に誘導し、確定診断を進める。 • 緊急を要する場合はブロック内受け入れ体制整備病院等に相談。 • 軽症の場合は自宅などで厳重経過観察	• ブロック内受け入れ体制整備病院などにおける内科などによる管理 • 原則として入院管理 • 検査陽性の期間は、健診の延期も考慮	• 原則として診断確定までの期間、妊婦健診を延期する。
妊娠37週以降の未陣発の妊婦	• 帰国者・接触者相談センター経由で帰国者・接触者外来に誘導し、確定診断を進める。 • 緊急を要する場合はブロック内受け入れ体制整備病院などに相談。	• ブロック内受け入れ体制整備病院などで原則として入院管理	
妊娠36週までの入院が必要な産科合併症を有する妊婦	• ブロック内受け入れ体制整備病院などで入院管理し、診断を進めながら、対応する。	• ブロック内受け入れ体制整備病院などで入院管理	• ブロック内受け入れ体制整備病院などで入院管理
分娩が切迫している妊婦	• ブロック内分娩受け入れ体制整備病院などで入院管理し、その施設の方針に従って対応する。	• ブロック内分娩受け入れ体制整備病院などで入院管理	• ブロック内分娩受け入れ体制整備病院などで入院管理し、その施設の方針に従って対応する。
分娩終了後	• 褥婦の状態に応じて、一般の患者に準じた管理を行う。		

• ブロック内受け入れ体制整備病院など：分娩対応が可能かどうかにかかわらず、SARS-CoV-2 PCR陽性者が入院対応の体制が整備されている病院など
• ブロック内分娩受け入れ体制整備病院など：SARS-CoV-2 PCR陽性者の入院対応及び分娩対応のための体制が整備されている病院など

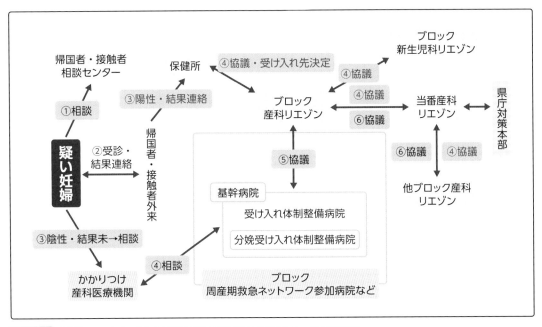

図7-2 新型コロナウイルス感染疑い妊婦の対応フロー(神奈川県)
赤字は陽性の場合、黒字は陰性または疑いのままの場合

7

新型コロナウイルス感染妊婦の受け入れ体制の構築

ック産科リエゾン」と全体調整を行う「当番産科リエゾン」の2段構成とした。「ブロック産科リエゾン」の役割としては、以下の5つを掲げた。

①ブロック内周産期施設における新型コロナウイルス感染症対応の体制整備状況の把握に努め、更新情報について当番産科リエゾンに報告する。

②ブロック内で発生した確定妊婦の受け入れ先について、保健所からの相談に応じ、受け入れ先をブロック内の受け入れ体制整備病院・新生児科リエゾンなどと協議して決定し、保健所に連絡する。

③ブロック内の産婦人科施設で発生した疑い妊婦への対応について、ブロック内の受け入れ体制整備病院などの相談に応じ、新生児科リエゾン・当番リエゾンなどと連携して、受け入れ先などの決定を支援する。

④ブロック内で調整がつかない場合は当番産科リエゾンと協議して、他ブロックの産科リエゾンとともに受入先調整を行う。

⑤ブロック内で、軽症・無症状の確定妊婦の受け入れ可能病院および入院可能病床数の拡充に努める。

「当番産科リエゾン」は当面の間、神奈川県産科婦人科医会COVID-19対策協議会メンバーの筆者と北里大学の海野教授の2名で行うこととし、以下の業務を行うこととした。

①当番新生児科リエゾンと連携して業務を遂行する。

②ブロック産科リエゾンからの報告などに基づいて「受け入れ体制整備病院コンタクトリスト」の更新を行い、リエゾン全体に適切に周知する。

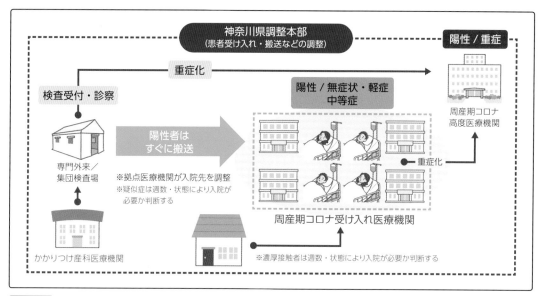

図7-3 神奈川県の周産期医療提供体制：妊婦・新生児の新型コロナウイルス感染症に対応する「周産期コロナ受入医療機関」体制

③県庁の「新型コロナウイルス感染症対策チーム」の構成員として国・県全体の動きに関する情報収集に努め、必要情報をリエゾン全体と共有する。

④ブロック産科リエゾンからの報告などに基づいて県内の周産期医療の状況について把握し、「新型コロナウイルス感染症対策チーム」に適切に情報提供を行う。

⑤国の動き、県全体としての動きおよび県内の周産期医療の状況について把握し、適切に県内の周産期医療関係者に情報提供を行う。

　この体制について、医会内および県の対策本部での検討を経て4月23日には産科婦人科医会内での周知、4月28日に県からの発出、5月26日に神奈川県知事による記者会見が執り行われた（**図7-3**）[7]。

県内の発生状況

　県内の新型コロナウイルス感染妊婦の情報については、県対策本部や政令指定都市からの情報報および各ブロックの災害時小児周産期リエゾンより収集した。あらかじめブロックリエゾンには情報整理のために妊産婦情報シートとクロノロジーのひな形（**図7-4**）を配布した。2月にさかのぼり5月末までの集計では、陽性妊婦は7名であった。そのうちダイヤモンドプリンセス号などの域外発生と思われる事案が2例認められたので、実際の県内発生は5例程度だと考えられる。一例は妊娠満期で破水後に判明し、総合周産期母子医療センターに搬送の上、帝王切開分娩となっている。もう一例の妊娠満期は陰性確認後、かかりつけの医療機関で経腟分娩となったが、すでに37週を過ぎていたので経過中の破水や陣痛発来に備えた受け入れ体制を水面下で行政と連日協議を行

| 患者番号 | 新型コロナウイルス感染妊産婦 | 日時： |
| | 搬送調整時メモ | 記載者： |

□依頼元：　　　　　　　　　担当者：
□電話番号：

□患者氏名：
□生年月日（年齢）：

□患者情報
• SARS-CoV-2 PCR検査状況：陽性・検査済み結果未・検査未
• 症状：重症（要呼吸器管理）・中等症（要酸素）・軽症
　　　　　発熱・咳嗽・呼吸困難・その他（　　　　）・なし
• 経過：

• 妊娠経過：　　　G　　P　　　　妊娠週数　　w　　d
　産科的合併症：　あり・なし

• 家族の状況：

• 家族連絡先：

□転帰（日時：　　　　　　　）
• 搬送先：
• 搬送手段：

図7-4 新型コロナウイルス感染妊婦搬送調整シート

った。その他の症例は妊娠初期から中期であり、陰性を確認した後、かかりつけの医療機関で健診・分娩管理を継続中である。

　神奈川県の人口は9,222,618人（平成27年）であり、出生数は73,475人（平成27年）である。一概に比較はできないが、人口の0.8％が妊娠中だと考えられる。一方、神奈川県の累積感染者数は6月30日時点では1,471人であり、単純計算では11～12名の妊婦の感染者が発生しても不思議ではないが、実際は7名であり、域内に限定すれば5名だった。全例の把握ができていない可能性もあるものの、発症頻度は0.3～0.5％と推測され、東京とのそれに近似している。

新型コロナウイルス感染症確定も軽症・無症状の妊婦に対する対応方針

　新型コロナウイルス感染妊婦の対応方針を検討しながらも、同時進行でいくつかの課題も日替わりで発生した。一つは、軽症・無症状の妊婦に対する対応である。限られた病床の逼迫を避ける必

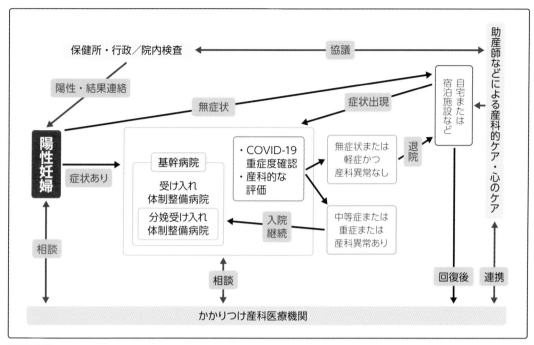

図7-5 新型コロナウイルス感染症のPCR検査陽性となった妊婦の対応フロー
赤字は陽性の時期、黒字は陰性化後の時期、黒矢印は妊婦の動き

要もありながら、自宅待機中の急変報道もあり、妊婦の扱いをどのようにするのがベストであるのか判断に迷った。当初は高齢者、基礎疾患のある者、免疫抑制状態である者と並んで妊娠している者もすべからく入院となっていたが、自宅療養や宿泊施設療養の選択肢についても検討した。県としては入院を第一としていたが、筆者の勤務する病院では重症のみを受け入れるスタンスであり、軽症や無症状の妊婦に提供できるベッドはなく、調整に難航した。一方で、すでに妊娠中期の新型コロナウイルス感染妊婦の発生もあり、入院を勧奨したものの第1子がまだ小さく、夫婦ともにPCR陽性となり、それぞれが入院となると子どもが児童相談所に一時預かりになるという状況に陥ることが判明したため、この症例では自宅療養を選択することとなった。この経験から、隔離の基本は踏襲しつつ、現実に沿った対応を検討する必要が出てきた。さらにヒアリングを進めると、妊娠経過は順調でも閉ざされた空間での生活が続くと妊婦やその家族の心理的安全性が担保されない可能性があることがわかってきた。このため、県の助産師会に依頼し、産科的ケアのみならず心のケアを含めた妊婦に寄り添った行政サービスを展開することとした（**図7-5**）。

　そのほかの課題として、里帰り分娩の問題が発生した。緊急事態宣言が発令されたことに伴い県境をまたいだ移動が制限され、日本産科婦人科学会、日本産婦人科医会、日本産婦人科感染症学会からも里帰り分娩を推奨しない、とする声明が出された。妊婦の分娩先がなくなり路頭に迷うことがあってはならないとする各関係団体からの要請もあり、ただちに県医会長より各分娩取り扱い施設に、分娩予約件数を少しでも広げて妊婦を受け入れるよう依頼文が発出された。そして同時にアンケートも行い、受け入れ可能施設と人数を医会のホームページに公開した。幸い多くの施設が少

子化のため分娩数の減少に直面しており、多くの施設の賛同を得た。前述の「感染症法」の項で述べた10か月以降の妊婦振り分け作業も比較的円滑に行われており、大きな混乱は生じなかった。

また、すべての施設に共通する課題であったが、特に有床診療所において十分な感染防護を行うための物資が不足している、あるいは新型コロナウイルス感染症を疑う妊婦が速やかに帰国者接触者外来などで検査を行うことができていないといった情報が複数寄せられたため、4月25日に県医会長から県知事、横浜市長（実際はそれぞれの新型コロナウイルス感染症対策本部長宛）に「COVID-19感染症の拡大と戦い、神奈川県の産科・周産期医療を守るための施策に関するお願い」として要望書を提出した。

二次補正予算で行われる事業に翻弄

新型コロナウイルス感染症対策として政府は二度にわたり補正予算を組んだが、令和2年度の第二次補正予算で小児周産期領域に予算が計上された[8]。特に小児領域では、オンラインによる保健指導や育児支援サービスが計上されているが、周産期領域のもっぱらの関心事は「寄り添い型支援」と「不安を抱える妊婦への分娩前検査」であろう。特に妊婦に対するPCR検査については、さまざまな意見があり一定の結論はまだ見えてこない。現在、6月17日に発出された事務連絡をもとに県との協議を重ねており、7〜8月には事業として開始されているであろう。そのため現時点での詳細な記載は控える。問題の本質は、誰のための検査なのかという点と、検査そのものの方法と結果の解釈に集約される。検査を受けることで発生する新たな不安について考察を深める必要がある。

おわりに

本項では新型コロナウイルス感染症に罹患した妊婦の受け入れ体制を構築した経緯を述べた。現状の課題を探索するためには、日々の報道と厚生労働省から発出される事務連絡や更新されるQ&Aに気を配り、本省幹部と意見交換する機会も活用しながら、最新の情報を得るように努めた。また、東京や大阪の首長を報道で見る日々が続いたように、対策を各都道府県の実情に委ねられる部分も多く、県の新型コロナウイルス感染症対策本部での情報収集を心がけた。神奈川県の場合、県庁と政令指定都市（横浜、川崎、相模原）で情報が錯綜することがあるので、最大の政令指定都市である横浜市にも足を運んで情報収集を行った。日本産婦人科医会と日本産科婦人科学会は役割は違っても協働する必要があったため、4月以降共通の内容がアナウンスされるようになり胸をなでおろした。PCRセンターなど医師会の協力もあり、多くの船頭が一様に海原を目指すことができ幸運であった。引き続き公助、共助も考えながら感染防御も含めた自助にも支援が届くようにしたいと思う。同時に第二波、第三波への周到な準備を行い、妊婦に本当に寄り添う支援策を具体化したい。

引用参考文献

1) 厚生労働省健康局結核感染症課. 新型コロナウイルス感染症についての相談・受診の目安について (自治体宛て). 令和2年2月17日. https://www.mhlw.go.jp/content/10900000/000596978.pdf

2) 厚生労働省新型コロナウイルス感染症対策推進本部. 地域で新型コロナウイルス感染症の患者が増加した場合の各対策 (サーベイランス、感染拡大防止策、医療提供体制) の移行について. 令和2年3月1日. https://www.mhlw.go.jp/content/000601816.pdf

3) 公益社団法人日本産婦人科医会. 新型コロナウイルス感染症 (COVID-19) について (8報). 令和2年5月26日. https://www.jaog.or.jp/wp/wp-content/uploads/2020/05/200526.pdf

4) 神奈川県健康医療局保健医療部健康危機管理課. 移行期・蔓延期の緊急医療体制「神奈川モデル・ハイブリッド版」. https://www.pref.kanagawa.jp/docs/ga4/covid19/ms_hybrid.html

5) 神奈川県周産期救急医療システム. http://www.pref.kanagawa.jp/documents/23441/1219563_4411913_misc.pdf

6) 厚生労働省医政局地域医療計画課長. 災害医療コーディネーター活動要領及び災害時小児周産期リエゾン活動要領について. 平成31年2月8日. https://www.mhlw.go.jp/content/10800000/000478142.pdf7

7) 神奈川県健康医療局保健医療部健康危機管理課. 妊婦、新生児のいのちを守る「周産期コロナ受入医療機関」の設置について. http://www.pref.kanagawa.jp/docs/ga4/covid19/ms/hybrid_20200525.html

8) 厚生労働省子ども家庭局母子保健課. 母子保健医療対策総合支援事業における令和2年度第二次補正予算に係るQ&A等について. 令和2年6月17日. https://www.jaog.or.jp/wp/wp-content/uploads/2020/06/200622_2.pdf

(倉澤健太郎)

8 パンデミック発生時の対応

Key Point

- ☑ 感染症への基本的対応は「うつらない、うつさない」と心得る。

- ☑ 新型コロナウイルス感染症は症状の有無だけでは否定できない。

- ☑ PCR検査、迅速抗原検査、迅速抗体検査、いずれの結果が陰性であっても、新型コロナウイルス感染症の否定は不可能である。

- ☑ どのフェーズでも無闇に検査しても意味はない。症状、行動歴を聴取して検査前確率が高い人を検査の対象に！

パンデミックに対する基本的対応

　新型コロナウイルス感染症（COVID-19）はすでにパンデミック（世界的大流行）になっている。パンデミックとはいっても、世界中で同レベルにて感染が蔓延しているわけではないし、国内でも地域ごとに感染の蔓延レベルは異なっている。その中で個々人が普段から留意しておくべき**基本的対応の概念は「うつらない、うつさない」**である。

　新型コロナウイルス（SARS-CoV-2）が感染するときの侵入門戸は、眼・鼻・口の粘膜である。またSARS-CoV-2は環境中でも比較的長時間残っていることがわかっている。まずは自らが「うつらない」ように、①他人から**直接飛沫を受ける機会を可能な限り減らす**ため、出かける場所や人との距離に留意する、②接触感染を予防するために、顔や髪の毛など自分の**首から上を手で触れる前には必ず石鹸での手洗いか消毒薬での手指衛生を行う**、③空気感染と似た感染経路となるエアロゾル（マイクロ飛沫）への曝露が問題となる**換気の悪い狭い空間に行かない**、などを意識して行動する。また自らが感染しているかもしれないということを前提に「うつさない」ように、④直接飛沫やエアロゾルの拡散を防ぐため**屋内（自宅内を除く）では常にマスクをする**、ことも心がけたい。以上の個人の行動は、**新しい生活様式**として内閣官房や厚生労働省のページでも具体的に例示されているので、参照されたい[1,2]。

　さて、新型コロナウイルス感染症はヒト-ヒト感染を起こすウイルス感染症であり、ウイルスが「地域」に侵入してこなければ、感染の蔓延は起こらない（ここでいう「地域」とは、国レベルで

も、都道府県でも、都道府県内の医療圏でも、市町村でも、そして個々の医療機関でも置き換えて考えることができる）。「侵入を防ぐ」という一見単純な作業が新型コロナウイルス感染症対策時に困難を極めるのは、無症候性感染者が一定数（約45％）いることと[3]、有症状者であっても症状発現の2日前から感染力を持っているためである[4]。**症状の有無だけでは新型コロナウイルス感染症を否定できない**ということは、心しておく必要がある。また、現時点で存在する全てのSARS-CoV-2に対する検査で「偽陰性」が相当数存在するため、**検査陰性をもって新型コロナウイルス感染を否定することは絶対にできない**と全ての医療者が認識し、説明できるようになっておきたい。

これらの特徴から、「地域」内へのウイルスの侵入は人の移動を全面禁止でもしない限り避けきれないと考えるべきである。「地域」内にウイルスが侵入したことが感知されれば、濃厚接触者の洗い出しを行って感染の連鎖を食い止める必要がある。感染の連鎖が食い止めきれなかった場合は、人間同士の接触機会を少なくすることでヒト-ヒト感染の連鎖を断ち切る段階になる。いったん、「地域」での感染拡大を乗り切って感染者数をゼロにできても、パンデミックである以上は次のウイルスの侵入がいつでも起こり得るため、侵入への備えは常に取り続ける必要がある。ウイルスの「地域」への侵入状況（フェーズ）による対応策の概念を**表8-1**に示す。それぞれのフェーズでの対応策の詳細は後述する。

なお、新型コロナウイルス感染症に対して短期の予後が悪いことが判明している層（高齢者、糖尿病や心疾患など特定の基礎疾患を有する）や2人目の命を宿している妊婦は、どの段階であっても感染機会を減らす方が好ましい[4]。同居家族も家庭に感染を持ち込まないような行動を考える必要がある。

ウイルス侵入前のフェーズ

「地域」にウイルスが侵入する前のフェーズでの対応策の目的は、ウイルス侵入を限りなく防ぐことである。このフェーズでは「地域」内にはウイルスは存在しないため、「地域」外からの持ち込み防止策が中心になる。基本的に新型コロナウイルスは人によって運ばれるため、人の移動をゼロにすれば持ち込みは防げることになるが、人の移動を断ち切ることは現代社会では不可能である。現実的には人の移動を制限しつつ、「地域」内/外の境界での健康チェックを可能な範囲で行うことになる。それに加え、無症候のうちに「地域」内に持ち込まれることを想定して、早期発見のための対策と適切な感染防御策を取る必要がある。

このフェーズでは新型コロナウイルス感染症にかかっているリスクは非常に低く、**無症候の人であれば、その可能性は限りなくゼロに近いと言ってよい**。新型コロナウイルス感染症に対する検査はいずれも偽陰性が相当数生じるとともに、少ないながらも偽陽性が生じる（詳しくは第1章4を参照）。可能性が限りなくゼロに近い無症候の人に対してスクリーニング検査を行っても、ごく稀にいる感染者のうち何割かは偽陰性（感染しているのに結果が〔－〕）になることが問題ではあるが、それ以上に問題なのは、圧倒的大多数の非感染者の中から偽陽性（感染していないのに結果が〔＋〕）が出てしまうことである（**図8-1**）。このようなスクリーニング検査は安心につながらない

表8-1 「地域」での新型コロナウイルス感染症蔓延に対する対応策の概念

フェーズ	対応策の目的	対応策の具体的な例
全てのフェーズで共通	新型コロナウイルスの特徴に対する常時の防御対策	• 適切なソーシャルディスタンスを取る。 • 自宅外の屋内や乗り物内ではマスクを装着する。 • 手洗いや手指衛生をこまめに行う。特に顔・眼・鼻・口など、自分の首から上を触る前には必ず手洗いか手指衛生を行う。 • 多数が利用する場所では、飛沫が付着したり多数が触れる環境面に対して適切な方法で除菌を繰り返す。 • 狭くて換気の悪い部屋で大声を出すような状況は絶対に避ける。 • 三密（密集・密接・密閉）の一つでも当てはまる状況は避ける。 • 味覚異常／嗅覚異常などの特徴的な症状をとらえる。 • 原因が特定できない末梢優位の肺炎像に留意する。
ウイルス侵入前	ウイルス侵入を可能な限り防ぐ	• 域内／外の人の移動を制限する。 • 域外からの人の移動時の健康チェックを行う。 • 現病歴・行動歴から新型コロナウイルス感染症のリスクを評価する。 • 蔓延「地域」からの移動者や、現病歴・行動歴からリスクが高い人で、発熱や上気道症状があればPCR検査や抗原検査を行う。 • 差別や人権侵害にならないように注意する。
ウイルス侵入初期	侵入したウイルスからの感染連鎖を防いで新規感染者をゼロにする	• ウイルス侵入前の対応策を継続する。 • 判明している感染確定例の積極的疫学調査から濃厚接触者を可能な限り洗い出す。 • 濃厚接触者に対してPCR検査を積極的に行う。 • 検査陽性例は入院もしくは宿泊療養施設で隔離する。 • 検査陰性の濃厚接触者の行動制限（自宅健康観察）を行う。医学的理由で入院を要する場合は個室で感染対策を行う。 • クラスター発生施設とその周辺ではPCR検査や抗原検査の閾値を下げて感染者発見に努める。 • 風評被害を生じないように適切に情報公開する。
感染蔓延期	ヒトーヒト感染の連鎖を断ち切って感染蔓延を収束させる	• 可能な範囲でウイルス侵入初期の対応策を続ける。 • 感染確定例の全員隔離から、重症者の早期発見と治療に重心を移す。 • 「地域」内での人の移動を制限してヒトーヒトの接触機会を減らす。 • 「地域」外への人の移動を制限して他「地域」への拡散機会を減らす。 • 軽症の疑い例で死亡リスクが低い層は検査を行わず自宅療養とする。 • 疑い例や濃厚接触者のうち、死亡リスクが高い層に対してはPCR検査や抗原検査を行う。 • 原因不明の肺炎症例で酸素投与など入院加療を要する状態であればPCR検査や抗原検査を行う。 • 新型コロナウイルス感染症以外の疾患に対する診療能力を維持する。

8

パンデミック発生時の対応

ばかりか偽陽性という大きな問題を生んでしまうため、お勧めできない。特に妊婦がスクリーニング検査で陽性と判定されてしまうと、その後の妊娠・出産・育児において多大な影響を受ける。不必要な検査で偽陽性と判定された場合の不利益が大きいため、実施について熟慮されたい。

　逆に、有症状で、かつ感染している可能性が検査前にある程度見込まれる人に対しては、PCR検査を行う意味がある。感染の可能性を見積もるためには問診が有用である。問診で聞くべき内容をいくつか挙げておく。新型コロナウイルス感染症を恐れるがあまり、感染の可能性が低いのに検

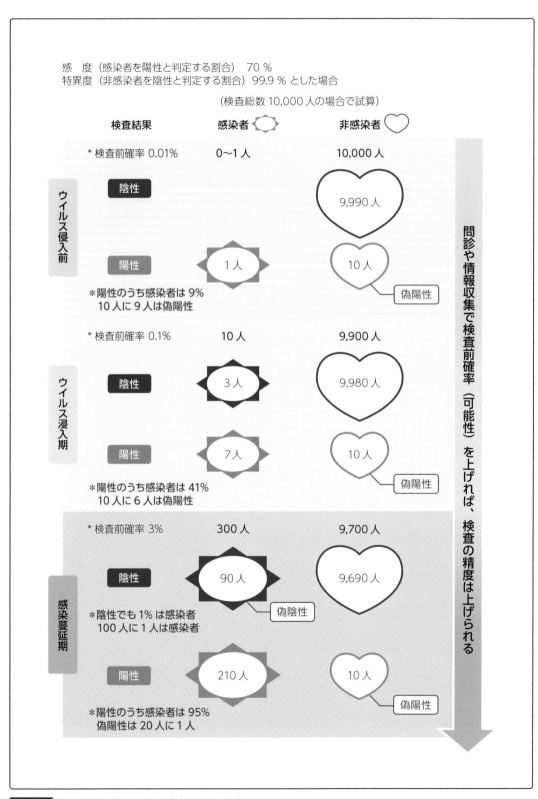

感　度（感染者を陽性と判定する割合）70 %
特異度（非感染者を陰性と判定する割合）99.9 % とした場合

（検査総数 10,000 人の場合で試算）

検査結果　　感染者◯　　非感染者♡

ウイルス侵入前

＊ 検査前確率 0.01%　　0〜1 人　　10,000 人

陰性　　9,990 人

陽性　　1 人　　10 人　偽陽性

＊陽性のうち感染者は 9%
10 人に 9 人は偽陽性

ウイルス浸入期

＊ 検査前確率 0.1%　　10 人　　9,900 人

陰性　　3 人　　9,980 人

陽性　　7 人　　10 人　偽陽性

＊陽性のうち感染者は 41%
10 人に 6 人は偽陽性

感染蔓延期

＊ 検査前確率 3%　　300 人　　9,700 人

陰性　　90 人　偽陰性　　9,690 人

＊陰性でも 1% は感染者
100 人に 1 人は感染者

陽性　　210 人　　10 人　偽陽性

＊陽性のうち感染者は 95%
偽陽性は 20 人に 1 人

問診や情報収集で検査前確率（可能性）を上げれば、検査の精度は上げられる

図8-1 各フェーズにおける検査結果の解釈

査にこだわると、**他の重症疾患を見逃しかねないので冷静に評価する。**なお強く感染が蔓延している「地域」については最新の情報を常に確認し、感染リスクが高い「場所」に関しても最新の知見をチェックしてほしい。

【症状の問診項目例】

　　・体温37.5℃以上
　　・上気道症状（咽頭痛、咳、鼻汁など）
　　・味覚障害／嗅覚障害
　　・呼吸困難／胸痛など

【現病歴・行動歴の問診項目例】

　　・14日以内に感染蔓延地域に行ったことがある。
　　・14日以内に感染蔓延地域から帰省／帰宅／帰国した。
　　・14日以内に感染確定患者と（適切な感染防護なしで）接触した。
　　・14日以内に感染リスクが高い場所に行った／行動をとった。

　このフェーズでの検査はPCR検査を基本とする。**迅速抗原検査は**ウイルス排泄量が多い状態でないと陽性にならないため、**検査前確率が非常に高い人に対し、早期に診断するための検査として**のみ用いることができる。感染が成立してから抗体価が上昇するまでは何日もかかるため、**迅速抗体検査は現在の感染に対する早期診断のためには使用できない。**繰り返しになるがPCR検査も相当数の偽陰性がある。**いずれの検査も、結果が陰性であっても非感染を証明するものではないこと**に注意が必要である。

ウイルス侵入初期のフェーズ

　「地域」内で感染確定例が確認されれば、その周辺への感染の有無を積極的に確認し、感染の連鎖を食い止めることが急務である。積極的疫学調査で濃厚接触者を特定し、症状の有無にかかわらずPCR検査を行って感染者を特定していく。このときに重要なのは、最初に発見された感染者が感染拡大のスタートであるとは限らないことである。最初に発見された症例の濃厚接触者の確認とそこからの感染者の特定、そして新たに判明した感染者の濃厚接触者の特定、とリンクをたどっていくことで情報が増えれば、どこから感染がスタートしたかを類推することができ、そこから感染の広がりの全体像を把握することができる。その過程で集団感染（クラスター）発生が特定の場所で起こっていることが確認できれば、その施設の利用者に対してアラートを出して自らの健康状態に留意してもらうように注意喚起し、少しでも症状があればPCR検査の対象とする。施設利用者が確実に把握できているのであれば個別に連絡し、利用者が把握できていなかったり連絡先が把握できていなかった場合は、施設名を公表するか施設名を伏せて地区を公表する。この際、風評被害を生じないように適切に情報公開する必要がある。

　感染確定者は症状と「地域」のキャパシティに応じて、入院もしくは宿泊療養施設で隔離することを基本とする。濃厚接触者で検査陰性の場合も潜在的な感染者として扱い、自宅で行動制限と健

康観察を行う。現在の感染者と潜在的感染者である濃厚接触者から新たな感染が広がらなければ、感染の連鎖を食い止めて収束させることができる。検査結果が出る前に医学的な理由で入院加療が必要な場合、検査結果が出るまでは個室で感染者と同じ扱いをする必要があり、結果が陰性であっても偽陰性の可能性があるため、そのまま個室で感染者と同じ扱いを続けることが望ましい。

このフェーズでも検査はPCR検査を基本とするが、濃厚接触者でリスクが高い人やすでに症状が重い人に対しては、迅速抗原検査を併用して早期の診断をはかってもよい。前述したように迅速抗体検査は診断目的には使用できない。繰り返しになるが、いずれの検査も**結果が陰性であっても非感染を証明するものではない。**

感染蔓延期のフェーズ

ウイルス侵入初期の努力にもかかわらず、無症候性感染者の存在や感染確定者の行動調査への協力拒否などにより、「地域」内で新型コロナウイルス感染症が蔓延してしまうことは十分にあり得る。このフェーズになれば個々の感染者の検査での感染確定や、全ての感染者の入院もしくは宿泊療養施設での隔離にこだわることは現実的に不可能であり、ヒト−ヒトの接触を最小限にすることで、新たな感染を発生させないという施策を取らざるを得ない。「地域」内での人の移動を強く制限するとともに、他「地域」に広げないために「地域」外への人の移動も制限する。感染蔓延が高度になってくれば「地域」内の全ての人が新型コロナウイルス感染症であると考えた感染防御策が必要である。この段階になれば「地域」全体での蔓延状況を把握するために公衆衛生的な調査として住民全体を対象とした迅速抗体検査を行うことに意味が出てくる。

以上、パンデミック発生時の対応を概説した。文章内の「地域」を各医療機関に読み替えて考えることで、各医療機関での対策に生かしていただきたい。

引用参考文献

1) 厚生労働省. ＜「新しい生活様式」の実践例＞. https://www.mhlw.go.jp/stf/seisakunitsuite/bunya/0000121431_newlifestyle.html
2) 内閣官房. スマートライフのために. 感染症対策へのご協力をお願いします (動画). https://corona.go.jp/prevention/
3) 厚生労働省. 新型コロナウイルス感染症の現在の状況と厚生労働省の対応について (令和2年3月31日版). 2. クルーズ船「ダイヤモンド・プリンセス」について. https://www.mhlw.go.jp/stf/newpage_10636.html
4) 新型コロナウイルス感染症 (COVID-19) 診療の手引き. 第2版. 2020年5月. https://www.mhlw.go.jp/content/000631552.pdf

（山畑佳篤）

第2章

産科における感染防御

1 感染防御の基本

Key Point

☑ 検査などでの受診時には、症状や発熱のないことを確認の上、来院するように事前に説明する。

☑ 入院、分娩時の家族などの面会についても必要最小限とし、症状および発熱のないことを条件として許可する。

☑ SARS-CoV-2は飛沫感染と接触感染が主であるが、飛沫より小さな粒子によるエアロゾル感染も起こりうる。

☑ 分娩時には妊婦の呼吸が激しくなり、エアロゾルの発生が予測されるため、感染者の分娩にはN95マスクの装着が推奨される。

☑ 分娩前のPCR検査は、無症状の場合は妊婦本人の希望でのみ保険適用され、偽陰性の可能性も十分に説明する必要がある。

「感染」と「感染症」の基本

　「感染」は微生物が生体に付着し、そこで増殖することであり、「感染症」は微生物の寄生によって、宿主生体に疾患が起こることである。疾患としての感染症の本体は炎症であり、これに対して微生物が増殖しても、炎症反応が起こらない状態を「保菌」と呼ぶ（**図1-1**）。

　感染対策は、感染症の予防ではなく、感染を防止するための制御法であり、院内感染などの感染は、感染症を発症している人から感染することもあるが、感染症を発症していない保菌状態の人や汚染された環境から感染する場合も多い。これらを幅広く制御することが感染対策である。院内感染は主に、感染者と接触した医療スタッフが一過性に保菌し、その微生物を患者や他のスタッフに感染させたり、感染者が環境を汚染し、その汚染した場所を触れることによって広がる。

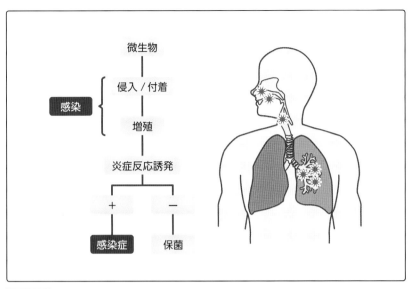

図1-1 感染と感染症

感染経路

　微生物が宿主に侵入・付着するときにたどる経路を感染経路と呼ぶ。感染経路には主に空気、飛沫、接触があり、それ以外にも、血液媒介、昆虫媒介などの経路がある（**図1-2**）。

　例えば、メチシリン耐性黄色ブドウ球菌（MRSA）などの薬剤耐性菌の多くは、接触感染で感染伝播する。風疹は、飛沫感染を主な経路とする。空気感染する微生物は限られていて、結核菌、麻疹ウイルス、水痘ウイルスである。それぞれの微生物は一つの感染経路だけをとるのではなく、複数の感染経路からも感染する。例えば麻疹ウイルスは、空気感染で広がるため、同じ空間を共有した人たちに多数の感染者が発生することがあるが、同時に飛沫や接触感染でも感染伝播する。一方、結核菌は、肺胞領域のマクロファージ内で増殖するために、飛沫核となって肺胞領域まで到達することが感染の条件になる。そのため、結核は空気感染でしか感染が成立せず、飛沫や接触では結核菌は肺に到達しない。

　このように感染の成立には、微生物の増殖部位、感染力、環境中での生存期間などの条件が満たされることが必要なため、それぞれの微生物に特有の感染経路をたどって、感染が成立する。新型コロナウイルス（sever acute respiratory syndrome-2；SARS-CoV-2）は、飛沫および接触感染が主であり、空気感染の明確な証拠はないが、飛沫よりも小さな粒子であるエアロゾルが感染者の周囲に滞留することによるエアロゾル感染の可能性も示唆されている（**図1-2**）。詳細は後述する。

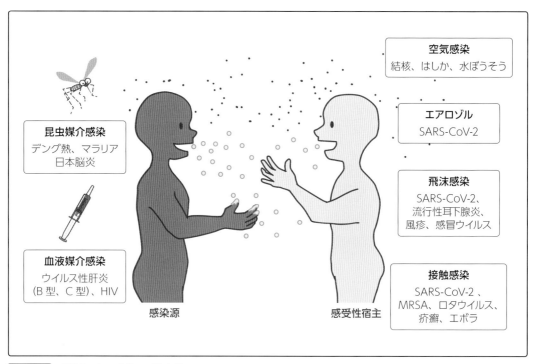

図1-2 感染経路の分類と微生物

感染対策の基本

標準予防策と感染経路別感染対策

　微生物の感染を防ぎ、感染症の発症を予防するために、適切な感染対策を実践することが求められる。標準予防策と感染経路別感染対策の2つが主な感染対策の基本となる。

　標準予防策は、すべての人の血液、体液、排泄物を感染のリスクのあるものとして、直接の接触を避け、曝露する可能性のあるときには、手袋をはじめとする個人防御具（PPE）で曝露を予防すること、また意図せず接触した場合には消毒や手指衛生を行う。その上で、患者に感染症が判明している場合には、その微生物の感染経路に合わせた感染対策を実施する。

　例えば、接触感染には手袋やガウンの着用、飛沫感染には、サージカルマスクと眼の粘膜の保護を目的としてフェイスシールドやゴーグルを装着する。空気感染に対しては、N95マスクを着け、部屋を陰圧換気として、感染予防を行っていない職員や患者が感染者と同じ空間を共有しないようにする。**図1-3**にそれぞれの感染経路に対応する個人防御具と感染対対策を図示する。

消毒

　消毒は滅菌とは異なり、すべての微生物を殺滅することではなく、病気の原因となる微生物を感染しないレベルまで減少させることである。消毒薬のうち、人体に適用できるものとしては、アル

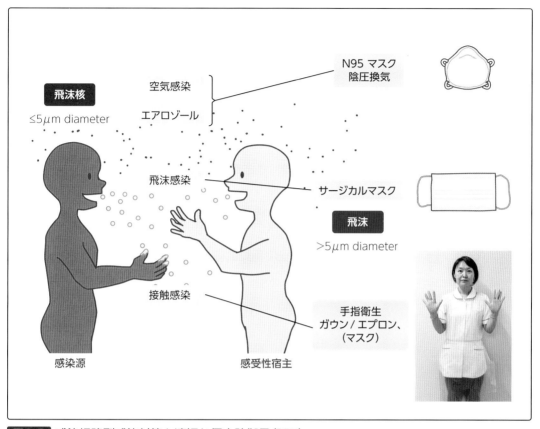

図1-3 感染経路別感染対策と適切な個人防御具(PPE)

コールや塩化ベンザルコニウムなどが一般に用いられていて、それらはSARS-CoV-2に対しても有効である。環境消毒にはアルコールや次亜塩素酸ナトリウムが用いられ、これらも有効である。アルコールは引火性、次亜塩素酸ナトリウムは金属の腐蝕や塗料の脱色が起こるので注意が必要である。次亜塩素酸ナトリウムは酸性条件で塩素ガスが発生するため、人体には用いない。次亜塩素酸水は、噴霧によって塩素ガスが発生するため、清拭などで用いるべきである（**表1-1**）[1]。

　世界保健機関（WHO）は、SARS-CoV-2に対する消毒に関する見解の中で、「室内空間で日常的に物品などの表面に対する消毒剤の（空間）噴霧や燻蒸を行うことは推奨されない」としており、噴霧消毒による環境消毒は、環境表面をくまなく消毒することができないため、環境消毒には不向きであり、清拭による消毒が推奨されている。また、「屋外であっても、人の健康に有害となりうる」ため、「消毒剤を小部屋、個室などで人体に対して空間噴霧することはいかなる状況であっても推奨されない」としている。このように、人がいる環境に、消毒や除菌効果をうたう商品を空間噴霧して使用することは、眼・皮膚への付着や吸入による健康影響の恐れがあることから推奨されていない。また、飛沫の飛んでいく速度は速いため、消毒液の空間噴霧は飛沫感染には理論的に無効であり、エアロゾルの消毒にもエビデンスが存在しない。エアロゾルの対策には1人当たり毎時30m^{3}の換気が推奨されている。

表1-1 新型コロナウイルス消毒・除菌方法一覧

方法	モノ	手指	現在の市販品の薬機法上の整理
水および石鹸による洗浄	○	○	―
熱水	○	×	―
アルコール消毒液	○	○	医薬品・医薬部外品 (モノへの適用は「雑品」)
次亜塩素酸ナトリウム水溶液 (塩素系漂白剤)	○	×	「雑品」(一部、医薬品)
手指用以外の界面活性剤 (洗剤)	○	― (未評価)	「雑品」(一部、医薬品・医薬部外品)
次亜塩素酸水 (一定条件を満たすもの)	○	― (未評価)	「雑品」(一部、医薬品)

※薬機法上の承認を有する製品が一部あり、そのような製品は手指消毒も可能。
※それぞれ所定の濃度あり。
［新型コロナウイルスの消毒・除菌方法について(厚生労働省・経済産業省・消費者庁特設ページ)より］

SARS-CoV-2はどのようにして感染するか

　先述のように、SARS-CoV-2は、飛沫および接触感染で感染伝播する。特殊な状況ではエアロゾルで感染する可能性も指摘されている。

　SARS-CoV-2は、唾液、喀痰、便、尿に含まれている。血液に含まれるウイルス量は呼吸器検体に比べて少なく、重症の患者の場合は陽性となることもある。これらのウイルスを含む体液に接触することで感染が成立する。

　飛沫感染については、飛沫は唾液のしぶきであり、通常の会話ではおよそ1メートルで重力によって落下する。くしゃみなど勢いのある排出では2メートル程度飛散する。このウイルスを含んだ飛沫が眼、鼻、口の粘膜に付着すれば、感染が成立する。

　接触感染では、飛沫が周辺の環境を汚染したり、感染者の手指に付着して周囲を汚染する。その汚染した場所を他の人が手で触り、その手で口や鼻、眼を触ると感染が成立する。

　エアロゾル感染は空気感染とは異なる概念であるが、飛沫がより小さな粒子となって、患者周囲に漂い、そのエアロゾルの吸入によって感染する。エアロゾルは飛沫より小さな粒子のため、サージカルマスクでは感染予防ができず、N95マスクの装着が必要となる。

　医療環境においてエアロゾルの発生する状況とは、気管挿管、非侵襲的陽圧呼吸（NPPV）、気管切開、心肺蘇生、用手換気、気管支鏡検査などである。

新型コロナウイルス感染症の症状

　新型コロナウイルス感染症（COVID-19）はSARS-CoV-2感染後2〜14日、平均5日間の潜伏期を経て発症する。症状としては、インフルエンザに似た発熱、全身倦怠感と呼吸器症状としての咳嗽、咽頭痛、喀痰などが見られる。嘔気、嘔吐、下痢などの消化器症状および味覚、嗅覚障害も見られることがある。80％の症例が無症状や軽症であり、20％の感染者に入院加療を要する肺炎の症状があり、発症後10日前後に急激な状態の悪化が見られることがあり、5％がICUにおける人工呼吸器管理が必要な重症となる。死亡率は3〜5％とされているが、すべての患者が診断されているわけではないので、正確な頻度は不明である。

　妊娠の経過観察などのために病院や診療所に受診するときには、上記のような症状、特に発熱がないことを確認の上、来院するように説明することが必要である。また、症状のある場合には、保健所に連絡し、その指示に従って検査などを受けることを説明し、SARS-CoV-2の感染が陰性であることを確認後に来院することを勧める（**図1-4**）[2]。

　家族などが感染し、濃厚接触者になった場合にも、保健所の指示する健康観察の後、症状がないことを確認の上、来院するように事前に説明しておく。

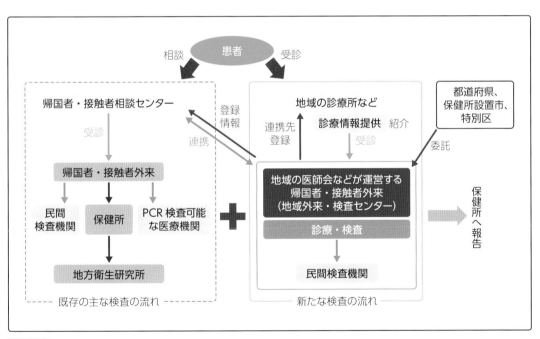

図1-4 発熱などの症状がある場合の対処方法を事前に説明しておく

経過中に発熱、呼吸器症状、倦怠感などの症状があった場合、来院を控え最寄りの保健所に設置されている、帰国者・接触者相談センターへ相談する。来院予定日に症状がある場合には来院を控え同様に最寄りの保健所に相談する。
［厚生労働省「新型コロナウイルスに関するQ&A（一般の方人向け）」より］

SARS-CoV-2の検査法

　診断法として、PCR検査、抗原検査、抗体検査がある（**表1-2**）。このうち現在の感染の状況を診断するのは、PCR法と抗原検査である。最も特異度の高いPCR法であっても感度が70％程度であり、抗原検査はそれよりも感度が低い。

　妊婦のPCR法による検査は保険適用が認められているが、妊婦本人の希望によって行うことになっており、自院の判断で無症状の妊婦すべてに院内感染対策などの目的で検査を行うことは適用とはならない。

　PCR検査を行う場合、感度70％、特異度99％としても、偽陽性の可能性を説明することは必須である。特に無症状妊婦の検査では陽性確率が低いため、検査結果が陽性となっても偽陽性の可能性が高くなる。偽陽性であることで、感染者専用の病室に入院することでSARS-CoV-2に感染する可能性があり、また出産後、一定期間新生児と隔離される。さらには、分娩時間を短くするために帝王切開を選択される場合もあるため、PCR適応については当該妊婦と十分話し合いをした上で実施を決定する必要がある。

感染対策の実際

　先述のように受診時には、新型コロナウイルス感染症を疑う症状がないこと、検温で平熱であることを確認した上で産科の医療機関を受診するように事前に患者に説明しておく。

　新型コロナウイルス感染症の重症化リスクの一つとして妊娠が挙げられており、妊婦は重症化しやすいという報告もなされている。発熱、咳や痰などの呼吸器症状が見られる場合には、迅速にPCR検査を実施するために保健所などへ相談を行うように説明しておく。

　SARS-CoV-2感染に対する院内感染対策は、日本環境感染学会のガイドラインを基本として理解説明する（**表1-3**）[3]。

表1-2 SARS-CoV-2の検査法の特徴

	PCR（LAMP）法	抗原検査	抗体検査
検体	鼻咽腔ぬぐい、唾液* （血液、便なども可）	鼻咽腔ぬぐい、唾液*	血液
診断意義	現在の感染症の有無	現在の感染症の有無	既感染の有無
長所	感度が高い	短時間で結果判明	感染症流行の疫学情報がわかる 検体採取が容易
短所	検査時間がかかる	PCRに比べ感度が低い	現在の感染の有無はわからない

＊発症後2日目から9日目の有症状者は唾液による検査が可能

表1-3 医療従事者の曝露のリスク評価と対応（日本環境感染学会）

新型コロナウイルス感染症患者と接触したときの状況(注1)		曝露のリスク	健康観察(曝露後14日目まで)	無症状の医療従事者に対する就業制限
マスクを着用している新型コロナウイルス感染症患者と感染性期間中に長時間(注2)の濃厚接触あり				
医療従事者のPPE	PPEの着用なし	中リスク	積極的	最後に曝露した日から14日間
	サージカルマスクの着用なし	中リスク	積極的	最後に曝露した日から14日間
	サージカルマスクは着用しているが眼の防護なし	低リスク	自己	なし
	サージカルマスクは着用、眼の防護もしているがガウンまたは手袋の着用なし	低リスク	自己	なし(体位変換などの広範囲の身体的接触があった場合は14日間)
	推奨されているPPEをすべて着用	低リスク	自己	なし
マスクを着用していない新型コロナウイルス感染症患者と感染性期間中に長時間(注2)の濃厚接触あり				
医療従事者のPPE	着用なし(注2)	高リスク	積極的	最後に曝露した日から14日間
	サージカルマスクの着用なし(注2)	高リスク	積極的	最後に曝露した日から14日間
	サージカルマスクは着用しているが眼の防護なし	中リスク	積極的	最後に曝露した日から14日間
	サージカルマスクは着用、眼の防護もしているがガウンまたは手袋の着用なし	低リスク	自己	なし(体位変換やリハビリなどの広範囲の身体的接触があった場合は中リスクとして14日間)
	推奨されているPPEをすべて着用	低リスク	自己	なし(注3に該当する場合は中リスクとして14日)

注1：記載されているPPE以外のPPEは着用していたと考える。例えば「眼の防護なし」とある場合は、それ以外の推奨されるPPE(マスク、手袋、ガウン)は着用していたと考える。

注2：接触時間の目安について、旧ガイドでは3分以上を一定時間としていたが、海外の各専門機関の指針などを踏まえて全般的に“15分以上”を長時間の基準に変更。ただし、患者と医療従事者が共にマスクを着用せず、外来診察など近い距離で対応した場合は、3分以上でも感染リスクが発生可能性もある。そのため、時間だけで明確にリスクのあるなしを決定せず、その際の状況も踏まえて判断する必要がある。

注3：サージカルマスクを着用した医療従事者が大量のエアロゾルを生じる処置を実施した場合や、これらの処置を実施中の病室内に滞在した場合は中リスクと判断する。ただし、N95マスクを着用していた場合は低リスクと判断する。

Interim US. Guidance for Risk Assessment and Public Health Management of Healthcare Personnel with Potential Exposure in a Healthcare Setting to Patients with 2019 Novel Coronavirus (2019-nCoV). 2020年4月15日版をもとに作成し改変。
[日本環境感染学会. 医療機関における新型コロナウイルス感染症への対応ガイド. 第3版より]

　日常診療では、妊婦も他の患者も同様で、患者にはマスクを着けてもらい、医療スタッフもマスクを着けていれば、感染リスクは低リスクに分類される。もし、妊婦がマスクを着けられない状況であれば、スタッフは眼の粘膜を守るためにマスクに加えてフェイスシールドなどを着用すれば、低リスクとなる。もし、マスクをしていない、あるいは目の粘膜を保護していない状態であれば、患者が感染者であれば、医療スタッフは中リスクあるいは高リスクとなり、2週間の就業制限となる。

自院で検体を採取する場合には、感染対策に十分注意する必要がある。発熱や呼吸器症状などの有症状で、かつ発病9日以内であれば、唾液による検査、あるいは抗原検査も可能である。いずれも感度はPCRの70％を最高としてそれよりも低いことに注意が必要であり、検査結果が陰性でも偽陰性の可能性を常に念頭に置いて診療を行うことが必要である。

　逆に医療スタッフも、有症状時には就労せず、検査を受けるように院内で周知しておくことも重要である。

産科診療における感染リスクと対処

　内診や超音波検査などの診察の現場でも従来の標準予防策を行うことで、感染リスクは低く抑えられる。この場合も体液の飛沫を浴びる可能性のあるときには、ガウンやキャップ、アイシールドなどによる眼の粘膜の保護を行うべきである（図1-5-ⓐ）。

　感染陽性あるいは疑い患者の分娩時には、妊婦の呼吸が促迫するため、飛沫やエアロゾルの発生が危惧されるが、エアロゾルの感染予防にはN95マスクが必要である。現時点では出産時のエアロゾル感染の報告は明らかではないため、サージカルマスクでよいとされている。しかし、陽性が確認された妊婦の出産に際しては、可能であればN95マスクを着けることが望ましい（図1-5-ⓑ）。N95マスクは供給量が少ないため、使用するとしても疑い例などでは診断判明するまで複数回の再使用が勧められる。

　妊婦が陽性ではない場合、家族などの出産の立ち会いは病院の方針に従うべきであるが、許可する場合には症状のないこと、濃厚接触者ではないことを条件とし、マスクの着用、手指の消毒を必ず行うことを求める。

　新生児との面会も各医療機関の規則に従うべきである。直接面会するとしても配偶者のみに限定し、感染対策の遵守が望ましい。

　以下に、日本産科婦人科学会のガイドラインをもとに出産時の感染対策を述べる[4]。

SARS-CoV-2陽性妊婦の分娩[4]

　分娩室は必ずしも陰圧である必要はないが必ず個室とし、他の患者とは分ける。陣痛室や出産後の回復室もトイレ付き個室とし、医療スタッフは院内感染予防のため全身を覆うガウンとアイシールド、可能であればN95マスクを着用する。出産に際しても、全身を覆うガウンとアイガード、可能な限りN95マスクを着用し、会陰裂傷縫合には針刺し予防のため二重手袋と鈍針を使用する。現時点で、SARS-CoV-2感染のみで帝王切開の適応にすべきとする根拠はない。しかし、施設の感染対策に割くことができる医療資源、肺炎など妊婦の全身状態に鑑み、分娩管理時間の短縮を目的とした帝王切開を考慮する。経腟分娩の方が早い場合もあるので、妊婦と医療スタッフの安心安全を第一に判断する。母乳にウイルスが含まれるという報告もあり、新生児は完全な人工栄養とし、母児双方ともPCRでウイルスが陰性となるまで母体との接触は避ける。新生児は、感染が否定できない場合は個室でクベース収容を行う。児の管理は新生児科と十分な連携を取り、万一、各

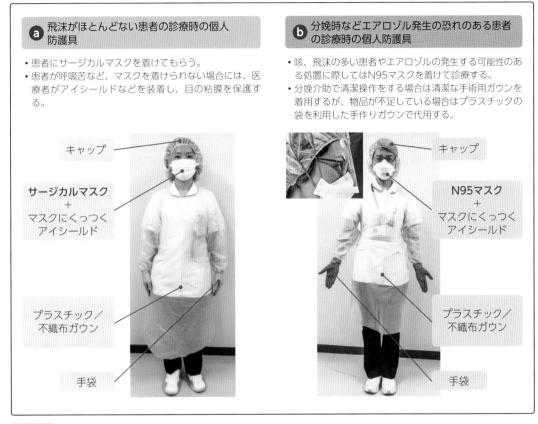

a 飛沫がほとんどない患者の診療時の個人防護具

- 患者にサージカルマスクを着けてもらう。
- 患者が呼吸苦など、マスクを着けられない場合には、医療者がアイシールドなどを装着し、目の粘膜を保護する。

キャップ

サージカルマスク
＋
マスクにくっつく
アイシールド

プラスチック／
不織布ガウン

手袋

b 分娩時などエアロゾル発生の恐れのある患者の診療時の個人防護具

- 咳、飛沫の多い患者やエアロゾルの発生する可能性のある処置に際してはN95マスクを着けて診療する。
- 分娩介助で清潔操作をする場合は清潔な手術用ガウンを着用するが、物品が不足している場合はプラスチックの袋を利用した手作りガウンで代用する。

キャップ

N95マスク
＋
マスクにくっつく
アイシールド

プラスチック／
不織布ガウン

手袋

図1-5 新型コロナウイルス感染疑い患者診療時の個人防護具（PPE）

診療機関のスタッフに感染者が出た場合も想定して、各地域における医療機関相互の協力体制をあらかじめ協議しておく。

新型コロナウイルス感染疑い妊婦の出産

緊急の分娩が必要な場合、有症状にもかかわらず検査が間に合わない場合がある。迅速検査法としては遺伝子増幅法の一種であるLAMP法があるが、基本的には診断する前に緊急の分娩を迎える。その場合には上記陽性妊婦の出産と同様の感染対策を行い、陰性確認後に、一般の病棟へ移動したり新生児との対面を行うことになる。

おわりに

SARS-CoV-2の感染対策の基本はすべての診療科で共有であり、SARS-CoV-2に限らない手指衛生の遵守と、飛沫感染対策、およびエアロゾルの発生する場面での換気が重要である。一方、PCR検査が診断のスタンダードであるが、PCR検査は発病前には陽性にならないため、感染して

いないことを証明することはできない点に注意が必要である。また、PCR検査はすべての患者に行うことはできず、スクリーニングとして行う場合には常に偽陽性による不利益を十分に説明することが必要である。

　新型コロナウイルス感染症患者や疑い患者の診療には、適切な個人防護具を装着し、その場のすべての医療スタッフの感染を防止しながら、かつ周囲の患者にもリスクの及ばないような診療環境を整備して安全な診療を行うように事前に十分な準備が必要である。

引用参考文献

1) 新型コロナウイルスの消毒・除菌方法について（厚生労働省・経済産業省・消費者庁特設ページ）. https://www.mhlw.go.jp/stf/seisakunitsuite/bunya/syoudoku_00001.html
2) 厚生労働省. 新型コロナウイルスに関するQ&A（一般の方人向け）. 令和2年7月10日時点版. https://www.mhlw.go.jp/stf/seisakunitsuite/bunya/kenkou_iryou/dengue_fever_qa_00001.html#Q5-1
3) 日本環境感染学会. 医療機関における新型コロナウイルス感染症への対応ガイド. 第3版. http://www.kankyokansen.org/uploads/uploads/files/jsipc/COVID-19_taioguide3.pdf
4) 日本産科婦人科学会、日本産婦人科医会、日本産婦人科感染症学会. 新型コロナウイルス感染症（COVID-19）への対応（第四版）. http://jsidog.kenkyuukai.jp/images/sys/information/20200611184440-1148CF495C876D5653BEBB457CA8B4151B76062C65B81609F6BF8D90B4662724.pdf

（朝野和典）

2 産婦人科外来での感染防御

Key Point

☑ 基本は3密の回避、手指衛生、マスク着用、換気である。

☑ 全職員が市中感染の有病率を常に意識しておく。

☑ 診療圏内での感染者数がゼロの小康状態になっても、手指衛生とマスクの着用は継続する。

☑ 自らが感染源になる可能性を医療スタッフ全員が常に意識しておく。

☑ 感染予防のために産前・産後のケアの質を低下させない。

はじめに

　手指衛生、マスクの装着、頻回の換気という従来のメチシリン耐性黄色ブドウ球菌（MRSA）の院内感染防止と季節性インフルエンザへの対応策に3密の回避を加えたものが、新型コロナウイルス感染症（COVID-19）における感染防御の基本である。

　外来での具体的な感染防御の方法について解説する。第1章5「市中感染の状況に合わせた感染防御レベル」の**表5-2**をもとに、ここでは国内発生早期～国内流行期の段階で外来にて注意すべき感染防御について述べる。常に周辺地域、自施設の医療圏での感染者数の把握に努め、小康状態でも基本的な感染防御を怠らない。

外来受付

　受付の前に、必ず問診で発熱（37.5度以上）、咳、痰、呼吸困難、咽頭痛、鼻汁・鼻閉、頭痛、倦怠感、嗅覚障害・味覚障害の有無を確認する。流行が確認されている地域に渡航または居住していた者との受診14日以内の濃厚接触歴の有無を確認する。受付で問診を施行することを施設の入り口に掲示しておく。検温も必要である。

　問診や検温で問題がなくとも、無症状の感染者が施設内に一定の確率で入ってくることを前提に

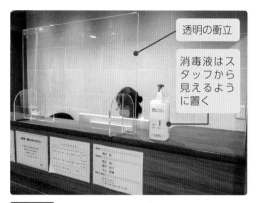

図2-1 受付：衝立および消毒薬の設置

外来カウンターでは衝立かビニールの透明カーテンで受診者からの飛沫を防ぐ。来院者が手指衛生を正しく行っていることを確認するために、手指衛生のための消毒液はスタッフの見えるところに設置する。

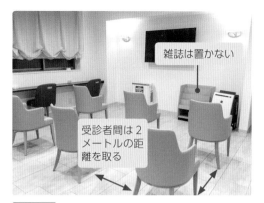

図2-2 待合室の椅子の配置

待合室の椅子は受診者間の距離が2メートル空くように配置し、頻回に換気を行う。雑誌などの共有物は置かない。受診者同士が向かい合わないよう、椅子を同じ方向に向ける。

する。仮に後日、受診者に感染者がいたと判明しても、対応した職員が濃厚接触者に該当しないことが重要である。まずは受診者と医療スタッフの両者がサージカルマスクを付けるのは必須である（第2章1「感染防御の基本」参照）。

　受診者から外来受付スタッフへの飛沫の曝露を最小限にするために、受付のカウンターに透明なプラスチックの衝立を立てたりビニールシートを上から吊るすなどの工夫をする。受付スタッフの目の届く場所に消毒液を設置し、来院者が適切に手指衛生していることを確認する（**図2-1**）。マスクを着用せずに来院した受診者には着用を促す。持参していない場合は咳エチケットとして口鼻をハンカチなどで覆ってもらうか、マスクの購入を促す。

　受診者が十分な手指衛生を行っていることを確認してから、診察カードや保険証、書類の提出を求める。診察前後の会計での金銭や書類の受け渡しは素手で直接行わず、トレイなどを利用する。書類や金銭など、不特定の人が触れる物を扱う際は頻回に手指衛生を行う。

待合室

　待合室での3密を避けるために、椅子の間隔を2メートル空ける（**図2-2**）。可能な限り付き添いの来院は限定する。できるだけ待ち時間を短縮できるように予約時間と診察人数を調整し、部屋の換気を定期的に（少なくとも1時間ごとに）繰り返し行う。待合室のスペースが十分でない場合は、自家用車で来院した受診者には受付後に車内で待つように促す。待合室には雑誌など複数人で共有するものは置かない。

　発熱や咳などの有症状の受診者は、他の受診者と混在しないよう別室で待つように工夫する。または予約の段階で受診の時間帯を分ける。

血圧・体重測定

妊婦健診では体重と血圧は必須の検査項目である。多くの場合は妊婦自身で計測する。妊婦が使用する機器は定期的に清拭・消毒する。機器の近くに使い捨て消毒クロスを設置し、スタッフによる定期的な清拭・消毒以外にも、妊婦本人が機器を消毒できるようにする。

トイレ

SARS-CoV-2が尿や便中に排泄されることは稀であると言われている。ただし、現時点ではどの程度の感染性があるかについて不明な点もある。ここでは危険であるとの前提で解説する。

外来のトイレでは不特定多数が便座などを利用するため、頻回な清拭が必要になる。ドアノブ、照明スイッチ、トイレットペーパーホルダーや排水レバー、消音ボタンなど高頻度接触表面を定期的に清拭・消毒する。また共用トイレでの温水洗浄便座の使用を避け、便座に蓋をしてから排水するように掲示しておく。手洗い後のジェットタオルや共用タオルの使用は避け、可能な限りペーパータオルを設置する。

病棟の個室のトイレに関しては利用を入院者本人に限定し、付き添いや面会者は共有トイレを使う。トイレを含め院内の清掃を外部業者に委託している医療機関も多い。水平感染を防ぐために、院内スタッフと外部業者との間で感染防御のレベルについて詳細に打ち合わせする必要がある。トイレ清掃時に使用したマスク、使い捨て手袋、キャップ、エプロンも使い方次第で感染源になり得

Attention!

新型コロナウイルス感染症の予防の基本は、適切な手指衛生とマスク着用により飛沫感染と接触感染の予防を徹底することである。適切に個人防護具を着けることは、自分に感染することを防ぐと同時に、感染の媒介者にならないために必須である。

目に見えないステルス性が強い病原に対して「何のための手袋とマスク？ 何を触った？ 着けている手袋とマスクはまだ清潔？」と考えて行動するのは、医療資源が不十分で感染のリスクにさらされている環境では必須である。しかし、この基本を守ることが案外難しい。外来スタッフは手指衛生とサージカルマスク、換気に努めるのが基本であるが、処置を行う場合は第2章3の図3-5の防護具を着用する。手指で頭髪を整える際に目の粘膜に感染する危険性があるのでキャップの着用が安全である。

マスクは清潔？ 手袋で何を触った？ エプロンは清潔かな？

るので、破棄の方法や保存方法についてスタッフ全員が一致して行う必要がある。

　手袋は患者の清潔を守る基本であると同時に、医療者自身の接触感染を防御する役目がある。ただし自分の手の清潔性を守ることに集中すると着脱を忘れ、不潔になった手袋で周囲環境に触れてしまうことがある。これは水平感染の原因になる。

　清拭のために着用した手袋には患者由来の細菌などが付着しているため汚染していると認識し、必ず破棄する。トイレの汚染部位の清拭時に着用した手袋を着けたまま同じトイレのドアノブなどは決して触らない。

診察

診察室

　新型コロナウイルス感染疑いの妊婦の診察医と補助に入る看護師、助産師の個人防護具（PPE）は、2章1「感染防御の基本」の**図1-5**を基本とする。疑いがない場合もサージカルマスクの着用と手指衛生、換気を心がける。多くの産婦人科医は産科外来と婦人科外来の両者を担っており、産科と婦人科で同じスペースを外来診察室として共有しているのが一般的である。感染の危険性が高い受診者と妊婦健診の受診者とは可能な限り診察室を同じ時間帯で共有しないように、予約の段階で工夫する。また診察の前後で両者の動線が交わらないように工夫する。

　診察室の入り口のドアノブは定期的に清拭・消毒する。診察室の前にも消毒液を置いて、受診者に手指衛生を促す。診察時には受診者と正面から向き合わずに距離をとる。医療者と受診者の両者がサージカルマスクを付けて距離を保ち、直接接触しなければ濃厚接触にならない。

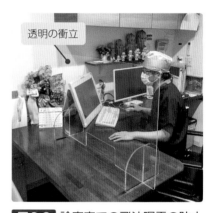

図2-3 診察室での飛沫曝露の防止
診察室の机に透明の衝立を置いて飛沫を防ぐ方法もある。マスクをして衝立を置くと医療者の声が受診者に届きにくくなるので要注意である。

　机の上に外来受付と同様のプラスチックの透明の衝立を置いて飛沫を防ぐ方法もある（**図2-3**）。

　電子カルテのキーボードやマウスも感染源になるので、各勤務帯の前後に清拭する。頻回に清拭すべきであるが、パソコンの不必要な作動を引き起こすので、電子カルテの周辺機器を触る前後に手指衛生することで清拭を補う。少なくとも外来の前後では必ず機器を清拭する。

　診察室の換気は受診者の入れ替わりごとに行うのが安全である。

内診実施時

　内診の実施者は標準予防策として、手指衛生を行って手袋を着用する。内診指は粘膜に接触するため、腟内に挿入する側の手袋の清潔を維持し、診察前に周囲環境に触れないように注意する。外

診指側にも手袋を着用するのが安全である。内診終了時は両側ともに不潔と考え破棄する。診察した手袋を着けたまま周囲の機器を触れない。手袋は肉眼で見えない程度の破損を来していることがあるため、手袋を脱いだ後も手指衛生を行う。

どの操作で滅菌手袋を使い、どこから非滅菌手袋でよいか、スタッフは医師も含め使い捨て手袋の利用法が曖昧になっている場合がある（特に分娩時は注意）。使用後手袋は水平感染の原因になるので要注意である。

内診台は受診者の肌が直接触れる部位を中心に、受診者ごとに清拭する（**図2-4**）。また、内診台が血液汚染したときは汚染部分を除去した後、次亜塩素酸ナトリウム水溶液 1,000ppm で消毒する。

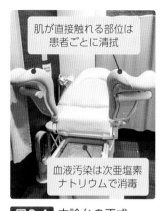

肌が直接触れる部位は
患者ごとに清拭

血液汚染は次亜塩素
ナトリウムで消毒

図2-4 内診台の正式
肌が直接触れる部位は患者ごとに清拭する。

超音波検査実施時

経腟超音波断層検査ではプローベのグリップと操作パネルには感染伝播のリスクがあるので、使用ごとに低水準消毒薬含浸クロスなどで清拭・消毒する。

経腹超音波断層検査では共用物品は可能な限り少なくする（**図2-5**）。肌を拭くタオルなどは妊婦ごとに交換し、汚染がなければ通常洗濯とする。妊婦ごとにプローベ、パネルを消毒する（常に妊婦患者由来の湿性生体物質で汚染されているものと見なす）。外来終了時にはプローベ、ケーブル、トラックボール、パネル、移動ハンドルなど高頻度接触表面を中心に消毒薬含浸クロスなどで消毒する。

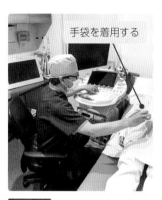

手袋を着用する

図2-5 超音波検査実施時
・患者に触れる手には手袋を着用する。
・検査の都度プローベとパネルは清拭する。
・手袋の着用の有無にかかわらず、検査前後で手指衛生を行う。

NST実施時

分娩監視装置は多数の妊婦が順に肌に直接装着する。装置に直接触れた妊婦の肌は清拭する。肌を拭くタオルなどは妊婦ごとに交換し、汚染がなければ通常洗濯とする。または、固定用バンドは安価なものが売っているので、妊婦ごとに交換して破棄する方法もある。操作したスタッフは機器と妊婦に触れた後には必ず手指衛生を行う。

採血・点滴

標準予防策として、医療者は手指衛生後に必ず手袋を着用する。手袋の着用により針刺しが起こった場合も、中空針や縫合針の外部表面にある血液量を 46〜86％減少させることができるという報告もある[1]。針刺し予防のため、使用器材は安全装置付きのものを使用する。使用後、器材を速やかに廃棄できるよう実施者の利き手側に鋭利物廃棄容器を設置しておく。

また、採血や静脈ライン確保時は妊婦との距離が近くなるため、必ず妊婦にマスク着用を促し、

医療者もマスクを着用（感染疑いの患者に対してはアイシールドも着用）する。

新生児の診察

1か月健診で児を診察する際には、手指衛生後、サージカルマスクと手袋を着用する。オムツを外す際、手袋が排泄物で汚染されれば、その都度交換する。手袋は各新生児の診察ごとに交換する。

新生児の預かり・抱っこ・コット（褥婦診察時）

来院時に褥婦が連れて来た新生児を母親の診察中に預かる場合は、手指衛生後にマスクを着用して抱っこで預かる。または母親自身がコットへ寝かせる。現時点（2020年7月6日時点）では新生児・乳幼児からの感染の報告はないので、児にマスクやフェイスシールドを着けることはここでは推奨しない。

外来での各種教室の運営

医療者と患者が密にならざるを得ない教室は中止する。Webでの情報伝達を検討する。

再開する際には3密を避ける環境整備（人数、座席配置、室内換気）を行う。スタッフはマスクを着用し、曝露を最小限にする。参加人数、開催場所（3密を避ける）、時間を設定し、参加者には事前に健康チェックを行ってもらう。来院時には検温し、健康チェック後に問題が生じていないことを確認して入室とする。参加者はマスクを必ず着用し、手指衛生を実施する。参加者同士の交流は避けるプログラムを構成する。

3密の回避により産前・産後の密な指導の質が低下するため、Webなどを駆使して補う（Webの使用については2章8「立ち会い分娩、里帰り分娩の工夫」を参照）。

スタッフ休憩室・職員食堂・更衣室

医療業務の緊張感から解放され、ストレス発散の場でもあるため、気が緩み院内感染の原因が生じやすい。ここでも3密を避けるための工夫と換気、手指衛生はもちろん、マスクの取り外しに注意する（図2-6）。外したマスクは表裏共に不潔である。取り外しの前後で手指衛生を実施する。汚染部位は決して触らない。マスク不足で再利用する際にはサージカルマスクはペーパータオルで挟んだり、N95マスクはタッパーや紙袋に入れ、密閉せずに風通しと換気のよい場所で保管する（図2-7）。職場で使ったマスクは決して院外に持ち出さない。破棄する際には汚染物として扱う。

食堂では、椅子の間隔を空けて対面にならないように座る。大声で飛沫が飛ぶような会話は避ける。同時に多数のスタッフが同じ空間を共有しないように出入りに時間差をつける。

Attention!

- ・3密を避ける。
- ・長時間の滞在は避ける。
- ・食事前の手指衛生を徹底する。
- ・食事中はしゃべらない(しぶきを飛ばさない)。
- ・食べ物をシェアしない。特に袋菓子を共有しない。
- ・食事後はマスクを着用する。
- ・卓上を定期的に消毒する。
- ・共用物を少なくする(ポット、箸立て、コップ、醤油・ドレッシングなど)。

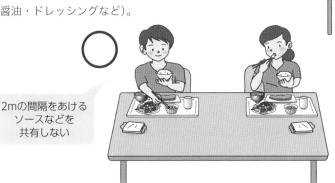

向かい合わない
飛沫が飛ぶので
大声で喋らない
外したマスクは感染源

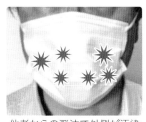

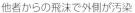

2mの間隔をあける
ソースなどを
共有しない

マスクは、外側も内側も、汚染されている。

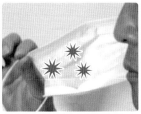

他者からの飛沫で外側が汚染　　　自分の飛沫で内側が汚染

マスクは汚染されている!
マスクを外すとき
再使用するときには
汚染部分に触れない!

【マスクを外すときの取り扱い】

耳かけゴムを持って外す
(汚染部分に触れない) ➡ 紙袋に入れる
(汚染部分に触れない) ➡ 手指衛生 ➡ 各自責任をもって
保管する

【再使用するときの取り扱い:マスクが充足してれば、できるだけ再使用しない】

通気性のある紙袋から取り
出す(汚染部分に触れない) ➡ 耳かけゴムをかける
(汚染部分に触れない) ➡ ノーズピースを鼻の
形に合わせる ➡ 手指衛生

明らかにマスクが汚染した場合は、速やかに交換すること!!
手指衛生の遵守徹底は、感染伝播予防の要である。

図2-6 マスク取り扱いの注意点

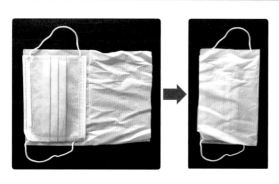

サージカルマスクでは、マスクで周囲を汚染しないように耳かけゴムを持って外し、乾いたペーパータオルで挟んでおく。再使用の場合は耳かけゴムを持って着用する。

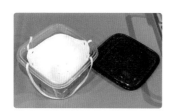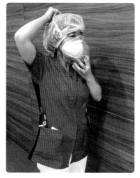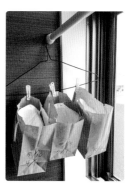

N95マスクを食事などで一時的に外す際はタッパーなどに保管する。着脱ではサージカルマスクと同様に耳かけゴムを持つ。決してマスク本体を触らない。マスク不足の場合は紙袋に耳かけゴムが外に出るように入れて、通気性の良い場所で保管する。余裕があれば各自に複数を配給し、ローテーションで使うと連日使用より消耗は少ない（マスク不足の緊急時の窮余の案であり推奨ではない。本来は少なくとも各勤務ごとに破棄するのが原則である）。

図2-7 一度外したマスクをもう一度使う際（昼食中など）の保管の工夫例

衛生・消毒チェック

　外来区域で衛生・消毒すべき項目を**表2-1**に書き出した。各施設の環境に応じてチェックする内容を加筆し、日々の診療で生かしてもらいたい。

表2-1 衛生・消毒チェックリスト ⬇ ダウンロード

	チェック項目	チェック
受付 （各勤務）	PC	
	カウンター	
	その他（　　　　　　　　）	
	その他（　　　　　　　　）	
待合室 （各勤務）	血圧計	
	体重計	
	暖房・冷房リモコン	
	椅子	
	受話器	
	複写機	
診察室	診察ベッド（1患者ごと）　枕はディスポシーツを交換する	
	経腹超音波断層装置（高頻度接触表面は1患者ごとに消毒する）	
	経腟超音波断層装置（高頻度接触表面は1患者ごとに消毒する）	
	PC（各勤務）	
	机（各勤務）	
内診室	内診台（高頻度接触表面は1患者ごと）	
	経腟超音波断層装置（高頻度接触表面は1患者ごと）	
	クスコウォーマー（各勤務）	
	その他（　　　　　　　　）	
処置室	駆血帯（1患者ごと）	
	ベッド（1患者ごと）	
	腕枕	
	その他（　　　　　　　　）	
授乳室 （各勤務）	椅子	
	オムツ交換台	
	ポットなど	
	その他（　　　　　　　　）	
共用トイレ （各勤務）	便器・ペーパーホルダー・汚物入れ	
	排水レバー（スイッチ）など操作ボタン	
	床	
その他環境 （各勤務）	階段の手すり	
	自動販売機	
	受付機（タッチパネル）	
	エレベーターボタン	
	職員食堂・食器（各自記入　　　　　　　　　）	
	更衣室ロッカー（各自記入　　　　　　　　　）	
	院内PHS（各自記入　　　　　　　　　）	
	その他（各自記入　　　　　　　　）	
各種学級などを行う部屋 （教室終了後）	椅子や机	
	使用物品（新生児モデル人形など）	
	出入り口ドアノブ	
	その他（各自記入　　　　　　　　）	

※本シートのExcelファイルをダウンロードできます。

外来での鼻腔・咽頭検査

発熱と咽頭痛を訴える妊産婦で鑑別すべきなのは新型コロ
ナウイルス感染症だけではない。
・溶連菌感染
・季節性インフルエンザ
・サイトメガロウイルス感染、風疹、はしかなど

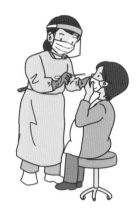

このうち、治療薬がある溶連菌と季節性インフルエンザは
鼻腔・咽頭検体で抗原検査ができる。鼻腔・咽頭検体採取時
は、N95マスク、目の保護、ガウン、手袋を着用する（保
健所などでSARS-CoV-2陰性が確認されている場合も偽陰
性の可能性があるため）[2]。

3密回避と患者ケア

感染予防のための3密回避やマスクの着用は、妊婦と医療者の間の意思伝達に支障を来す。マス
クをした妊婦の表情は捉えにくい。また内診と外診といった直接妊婦に触れて初めて情報が得られ
る医療行為もやや消極的になりがちである。3密回避に集中するあまり医療のケアの質を低下させ
てはならない。

そのためにも感染防護の基本を各医療者が身に付けた上で、油断はせずとも必要以上に妊婦との
接触を避けることはしない。3密回避が医療事故に結び付かないように配慮する。

引用参考文献
1) Krikorian R, et al. Standardization of needlestick injury and evaluation of a novel virus-inhibiting protective glove. J Hosp Infect. 2007;66(4):339-45.
2) 国立感染症研究所・国立国際医療研究センター国際感染症センター. 新型コロナウイルス感染症に対する管理. 改訂2020年2月21日.

（橋井康二、池田裕美枝、村上あおい）

3 産科病棟での感染防御

Key Point

「流行早期／流行小康期」「流行期」には「無症状の患者も、新型コロナウイルス感染症発症の1〜2日前の無症候期の可能性あり」という意識のもと、特に下記5点に注意して感染防御策を講じる。主な感染経路は飛沫感染・接触感染である。

☑ 産科医療者が濃厚接触者として就業制限を受けないようにする。

☑ 医療者が感染源にならないようにする。

☑ 患者との距離を過剰意識することで、必要な診察やケアに支障を来さない。

☑ 個人防御具の清潔度に常に注意を払う。

☑ 毎日全職員で「現在の流行のイメージ」を共有し、全職員が同レベルの適切な感染対策を実施しているか互いにチェックする。

ゾーニング

　ゾーニングとは、感染症患者の入院病棟において、病原体による汚染区域と汚染されていない清潔区域とを区分けすることである。新型コロナウイルス感染症（COVID-19）では無症状の感染者を確実に鑑別する検査法は現在のところ確立されておらず、市中感染が一定の割合で発症している期間は全入院患者を感染者と見なし対応する必要がある。このような状況下で感染防御に必要な病棟内の区域区分をゾーニングするための要点を解説する。

　産科施設は一般的に狭いスペースを有効利用する意図で設計されているため、感染防御のためのゾーニングには適していない場合が多い。ただし、昨今は多くの産科病棟で個室入院が主になってきており、患者の隔離は比較的容易とも言える。

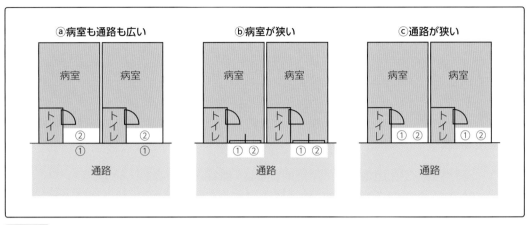

図3-1 産科病棟でのゾーニング

病室と廊下のスペースが十分な場合は@のように①個人防護具の着用を室外、②個人防護具の脱衣を室内にする。ただし多くの現場では病室、分娩室、処置室などは狭くて室内に②脱衣場を設置できない(⑥)、または通路に①着用場を設置する余裕がない(ⓒ)。その場合は室内か室外に着脱を共通にする着脱場を設ける。着脱を同じスペースで行うと清潔と不潔が交差するので常に細心の注意が必要である。

産科病棟でのゾーニング[1]

・入院患者全員を無症候性感染者と想定して対応する場合は、LDRや分娩室はレッドゾーン(汚染区域)と見なし、イエローゾーン(個人防護具〔PPE〕の着脱場所)、グリーンゾーン(清潔区域)を明確に設定する。衝立で境を示したり、テープを用いて境界を示す(**図3-1**)。

レッドゾーン：ウイルスが存在する、または疑うエリア=PPEを着用するエリア

イエローゾーン：レッドゾーンに入る前にPPEを着用する／ウイルスで汚染されたPPEを外すエリア

グリーンゾーン：ウイルスが存在しないエリア=フル装備のPPEが必要ないエリア

＊レッドゾーンは可能な限り範囲を狭く設定することで医療者の曝露機会を減らす。

・ナースステーションはグリーンゾーンとし、感染源を持ち込まない。

・グリーンゾーンではスタッフが頻回に接触する部位を中心に徹底した消毒・清拭を行う。

・いずれの区域も換気を十分に行う。レッドゾーンからグリーンゾーンへ気流が流れるのを防ぐ。

・各個室から分娩室、新生児室、授乳室への移動では、患者と患者、医療者との接触をなるべく避けるように誘導する。

・配膳車や汚物をレッドゾーンから搬出する場合はグリーンゾーンを汚染しないように注意する。

・レッドゾーンへの入室時にPPEを着用し、出室時に脱衣する。十分なスペースを取れない場合は同じイエローゾーンで着脱し、手指衛生を徹底する。

　図3-2の有床診療所ではPPEの着脱に十分なスペースが取れないため、LDRでは室内に、個室ではドアの外にイエローゾーンを設け着脱に利用している。入院後の症状で感染を疑う場合は、両隣を空床にした個室入院とする。

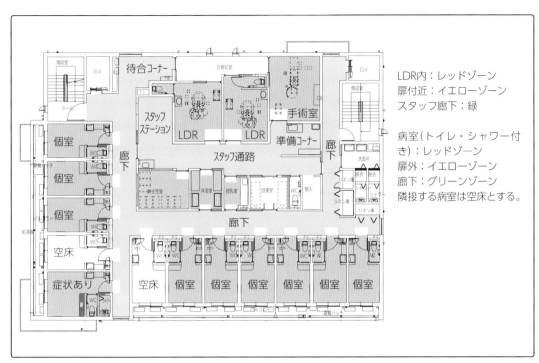

図3-2 有床診療所のゾーニング

全例を無症候性感染者と想定すると、陣痛室、分娩室、LDRはレッドゾーンとなる。入院後の症状で感染を疑う場合は両隣を空床にした個室入院を使う。PCRの判定が陰性でも症状があれば同様の対応とする。

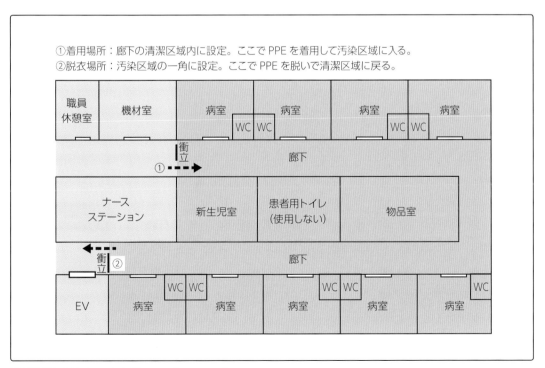

図3-3 感染者入院病棟でのゾーニング

103

感染者入院病棟でのゾーニング（図3-3）

　臨床上は新型コロナウイルス感染症を強く疑うもPCR検査で陰性または結果が未定の患者、症状がなく濃厚接触者と判定された患者、および感染者はそれぞれ別の病室で隔離するのが原則である。トイレも共有しない。また患者の行動は個室内に限定し、病棟内で患者同士が接触しないように配慮する。医療者は可能な限り患者ごとにPPEを替える。さらに患者ごとの手指衛生を徹底して自分への感染を防ぐことに注力する。

　感染者、感染疑い患者、濃厚接触者の入院病棟では、医療者個人のPPEの着脱はそれぞれ別々のスペースで行うことで交差汚染を引き起こさないように十分注意し、外したマスクや衣類の保管にも細心の注意を払う。マスクや手袋、エプロンなどのPPEが不足している場合は、付属動画に示すようなさまざまな手製の代用品を使うが、常に十分でないことを考慮し、病棟全体を汚染区域（レッドゾーン）として対応せざるを得ない。

陣痛分娩室

分娩第1期の感染予防

　陣痛が発来していたり、破水疑いの産婦を内診台ではなく陣痛室のベッド上で診察する場合は、ベッドや枕にディスポシーツを敷くなど、共用物の利用を避ける。

● 個人防護具（図3-5）

医療者：サージカルマスク、手袋、目の保護（ゴーグルまたはアイシールド）、長袖ガウン、キャップ

産婦：サージカルマスクの着用を促す。入室前の手指衛生

付き添い：サージカルマスク、入室前の手指衛生

＊感染拡大期：付き添い者には症状の有無を確認し、人数は最低限とし、面会時間も短くする。特に特別警戒地域から付き添いに来院するのは原則として断る。

Attention!

手指衛生のタイミング
（WHO「手指衛生5つのタイミング」）
①患者に触れる前
②清潔操作前
③血液・体液などにより汚染されたとき
④患者に触れた後
⑤患者周囲の物品に触れた後

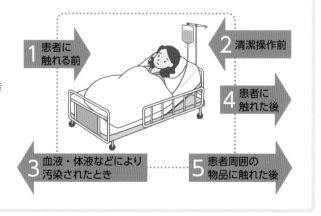

図3-4 手指衛生のタイミング

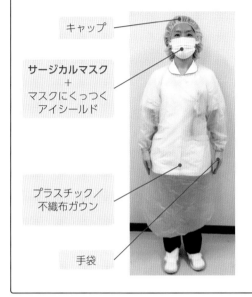
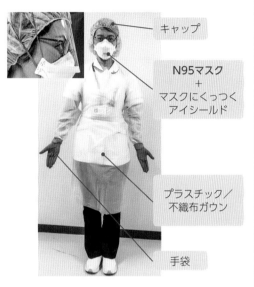

a 飛沫がほとんどない患者の診療時の個人防護具

- 患者にはサージカルマスク。
- 患者が呼吸苦など、マスクを着けられない場合には、医療者がアイシールドなどを装着し、目の粘膜を保護する。

キャップ

サージカルマスク
＋
マスクにくっつく
アイシールド

プラスチック／
不織布ガウン

手袋

b 分娩時などエアロゾル発生の恐れのある患者の診療時の個人防護具

- 咳、飛沫の多い患者やエアロゾルの発生する可能性のある処置に際してはN95マスクを着けて診療する。
- 分娩介助で清潔操作をする場合は清潔な手術用ガウンを着用するが、物品が不足している場合はプラスチックの袋を利用した手作りガウンで代用する。

キャップ

N95マスク
＋
マスクにくっつく
アイシールド

プラスチック／
不織布ガウン

手袋

図3-5 新型コロナウイルス感染疑い患者診療時の個人防護具（PPE）

（2章1の図1-5を再掲）

分娩第1期でまだ飛沫がない状態（腹圧がかかっていない状態）、ベビーキャッチ担当者、授乳の指導などの通常のケアでは飛沫はほとんどないので、**a**の個人防護具でよい。ただし咳などの症状のある妊婦には**b**の防護具で対応する。分娩第1期であっても飛沫やエアロゾル発生の恐れのある場合や分娩第2〜3期などでは**b**の防護具とする。N95マスクやゴーグルが不足している場合は、手作りでもよいので必ずアイシールドやフェイスシールドを着用する。

● 注意点

- 洗濯しにくいものは、他の産婦との共用はできるだけ避ける（例えば、分娩監視装置のゴムバンドは個人購入を勧めるなど）。
- 分娩室の換気モードを確認の上、**表3-1**を参考に換気する。
  ＊自施設の分娩室や手術室の換気モードを確認する。

分娩第2期から第3期の感染予防

● 個人防護具

医療者：N95マスク、手袋、目の保護（ゴーグルまたはアイシールド）、長袖ガウン、キャップ

産婦：サージカルマスク

付き添い：サージカルマスク、入室前の手指衛生

表3-1 清浄度クラスと換気条件

病院空調設備の設計・管理指針 HEAS-02-2013			NASA規格クラス*1	クラス	ISO 清浄度クラスによる上限濃度　ISO 14644-1						JIS対象粒径範囲*2 (μm)
清浄度クラスによるゾーニング					上限濃度(億/m³)						
					測定粒径						
クラス	名称	該当室			0.1μm	0.2μm	0.3μm	0.5μm	1μm	5μm	
Ⅰ	高度清潔区域	バイオクリーン手術室、易感染患者用病室	100	5	100,000	23,700	10,200	3,520	832	29	0.1~5
Ⅱ	清潔区域	手術室	1,000	6	1,000,000	237,000	102,000	35,200	8,320	293	0.3~5
Ⅲ	準清潔区域	NICU、ICU、CCU、未熟児室、分娩室、血管造影室など	10,000	7				352,000	83,200	2,930	0.3~5
Ⅳ	一般清潔区域	一般病室、診察室、待合室、新生児室、製剤室、材料部など	100,000	8				3,520,000	832,000	29,300	0.3~5
Ⅴ	汚染管理区域、拡散防止区域	細菌検査室、空気感染隔離病室、解剖室、患者便所、霊安室、汚物処理室など	1,000,000	9				35,200,000	8,320,000	293,000	

＊1：バイオクリーンルームのNASA規格要旨 (NHB-5340-2)
＊2：クリーンルームの空気清浄度の評価方法 (JIS-B9920)

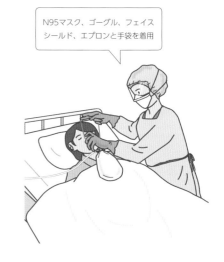

N95マスク、ゴーグル、フェイスシールド、エプロンと手袋を着用

　発熱など症状がある、感染が疑わしい妊婦にエアロゾルが発生しやすい状況での診療・ケアを行う場合は、N95マスクを着用する（エアロゾルが発生する処置：気管挿管・抜管、気管支鏡検査、ネブライザー吸入、鼻咽頭検体採取に加えて分娩介助）[2]。

　緊急帝王切開時など、母体へ酸素投与を行う際には、酸素マスク（顔マスク）装着により多くの飛沫は遮断されるが、高濃度酸素の投与ではエアロゾルが発生するので、酸素投与する医療者は分娩介助者と同様のフル装備のPPEを付ける。仮に酸素マスクが外れていても医療者が上記PPEを身に着けていれば、濃厚接触者「低リスク」となる（第2章1の**表1-3**を参照）。流産手術などで酸素投与する場合も同様のPPEを着ける。

　分娩介助では母体の血液や体液によって顔面がかなりの頻度で曝露される[3]。そのため、分娩介助では新型コロナウイルス感染症対策に限らず、N95マスク以外にフェイスシールドまたはアイシールドを標準装備すべきである（**図3-4**）。

● **手指衛生のタイミング**

　「産婦」「新生児」いずれも新型コロナウイルス感染疑いとして対応する。

①産婦または新生児に触れる前

②清潔操作前

③産婦または新生児の血液・体液などに触れたとき

④産婦または新生児に触れた後

⑤産婦または新生児周囲の物品に触れた後

　急遂遂娩や緊急帝王切開を要する場合にレッドゾーンとグリーンゾーンの行き来が少なくなるように、必要な物品をまとめてセット化してすぐ運べるようにしておく。

Attention!

- 母親から新生児への感染予防のために、母親が新生児を分娩台上で抱く前には手指衛生を行ってマスク着用を促す（分娩時にマスクがずれていることがあるので注意）。
- 産婦に症状があるときは（検査陰性でも症状から感染を否定できない場合を含む）、新生児には感染疑いとして対応する。母子の接触や他の新生児との交差を避けることも考慮し、ベッド配置や物品を専用化し、医療者もエプロンなどを着用する。

帝王切開術や関連処置

● **個人防護具**（第2章4「新型コロナウイルス感染妊婦の分娩」を参照）

医療者：処置によって以下の通り

- 歩行のアシストなど身体への密着が多いとき：サージカルマスク、手袋、目の保護（ゴーグルまたはアイシールド）、長袖ガウン
- 悪露のパッド交換：サージカルマスク、手袋、目の保護（ゴーグルまたはアイシールド）、キャップ、長袖ガウン
- 尿道留置カテーテル

　①尿廃棄：サージカルマスク、手袋、袖なしエプロン、目の保護（ゴーグルまたはアイシールド）

　②カテーテル抜去：サージカルマスク、手袋、袖なしエプロン、目の保護（ゴーグルまたはアイシールド）

産婦：サージカルマスク

● **創部包交**

　術後の創部消毒は必要ない。創部に貼付しているドレッシングは汚染や剥がれがない限り定期交換しない（**図3-6**）。

分娩後の感染予防

● **個人防護具**

医療者（分娩介助、ベビーキャッチ担当者ともに）：サージカルマスク、手袋、目の保護（ゴーグルまたはアイシールド）、長袖ガウン、キャップ

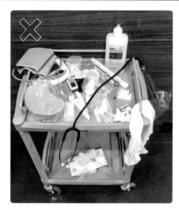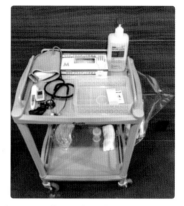

| 使用済みの汚染した物品を載せない。 | 部屋を移動する包交車や廻診カート、配膳台は常に清潔を心がけて整理する。 |

図3-6 包交車や廻診カートの準備

台は常に清潔を心がける。使用後の不潔物品を露出した状態で各病室を訪室すると感染を拡げることになる。必要なもののみを整理して載せておく。汚染されたマスクや手袋をそのまま載せない。

褥婦：サージカルマスク

付き添い：マスク、入室前の手指衛生

● **手指衛生のタイミング**

「褥婦」「新生児」いずれも感染の可能性ありとして対応する。

①褥婦または新生児に触れる前

②清潔操作前

③褥婦または新生児の体液が付いたとき

④褥婦または新生児に触れた後

⑤褥婦または新生児周囲の物品に触れた後

創部処置時の個人防護具

会陰裂傷の縫合時も創部からの出血に曝露する可能性があるので、医師も目の保護に注意する。

医療者：サージカルマスク、手袋、目の保護（ゴーグルまたはアイシールド）、キャップ、術衣が不足している場合は衛生処置をした長袖ガウンまたは袖なしエプロン

褥婦：サージカルマスク

胎盤、汚染ガーゼ処理、新生児ケアでの注意点

レッドゾーンの出入りは最小限にするために、原則として出血量と胎盤の計測は分娩室内で実施する。計測後の胎盤はビニル袋に入れ、血液などが漏出しないよう保管場所へ搬送する。出血や胎盤の計測を汚物処理用の洗い場で行う場合は、血液が周囲に飛び散るのでプラスチック製の衝立などで周囲と遮断する（**図3-7**）。

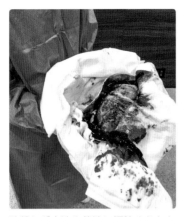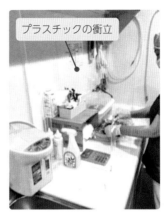

プラスチックの衝立

胎盤など血液や体液に汚染されたものを清潔区域を通って処理室に運ぶ際は、ビニール袋に入れる。また分娩介助の術衣を脱衣せずに清潔区域に入らない。

胎盤計測や血液・体液の付着した汚染物の処理は周囲に血液などを飛散させる可能性があるので衝立などで周囲と隔離する。

図3-7 胎盤の処理

　分娩介助後に汚染した手袋のまま無影灯のスイッチを入れたりドアノブを触れたりしない。

　ベビーキャッチ担当者は新生児のケアを実施しながら、子宮収縮薬などの薬液準備や縫合処置の準備など、周辺物品や環境に接触することが想定される。新生児のケア途中で別の業務を行うときは手袋を外し、手指衛生後に実施する。また再び新生児に触れる前には、手指衛生後に手袋を着用する（**濃厚接触を防ぐために手袋を着けているときには、その上からのアルコール手指衛生も致し方ないが、不可視レベルの手袋の破損は常にあるものと認識しておく**）（図3-8）。

　新生児の急変などにより、医師が分娩第3期の途中で新生児のケアを始める場合なども、少なくとも手袋は交換する。

　入退室するスタッフの人数や回数制限のため、産後大出血や母体の急変に備え、子宮収縮薬や緊急時に使用する物品をセット化して準備しておく。産後出血セットなどを作り、緊急時に多方面に物品を取りに走りまわらないように工夫する。

患者退出後の分娩室の清掃（図3-9、表3-2）

- サージカルマスク、ガウン、手袋、目の保護（ゴーグルまたはアイシールド）にて清掃する。
- 60％以上のエタノールもしくは0.1〜0.5％の次亜塩素酸ナトリウム溶液で消毒する。
- まず周囲の物品や機器、最後に最も汚染されている分娩台を拭く。
- 患者が触れたところは重点的に拭く（リモコンやドアノブなど）。
- （付けている場合は）飛沫防止カーテンもしっかり拭く。
- 清掃時も機器を触る都度の手指衛生を忘れない。
- 消毒剤噴霧器などによる空間消毒は意味がない。

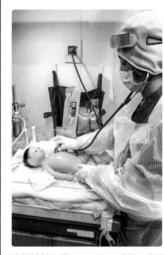 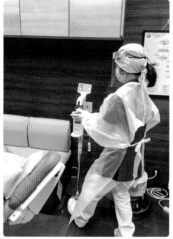 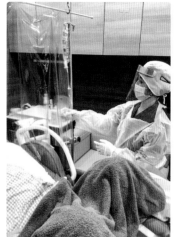

濃厚接触を避けるための手袋の着用　手袋の上から手指衛生　　　周辺機器の接触後に再度手指衛生

図3-8 ベビーキャッチ担当者の個人防護具と手指衛生
手袋が不足の場合は手袋の上から手指衛生を行う（物品が不足している際の窮余の策であり、推奨ではない）。

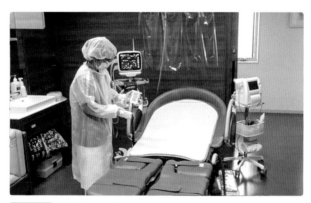

図3-9 分娩室の清掃
清掃時も個人防護具の着用を忘れない。
感染防御に必要な医療資源が全国的に欠乏しており、多くの医療施設で十分な個人防護具を着用できていない。手術などの清潔操作では患者への感染防止のため清潔なマスク、手袋、術衣が必要で、これらは着用者への接触感染の防止にもつながる。しかし清潔が要求されない医療行為では、医療者が患者の血液や体液、飛沫やエアロゾルから自身への曝露を防がねばならない。この場合は医療用以外の代替品でまかなうのは可能であるが、常に不可視な破損の可能性を考慮しておく。また患者ごとに破棄する。脱衣せずに他の患者を診察したり、医療器具に触れると水平感染の原因になる。これは新型コロナウイルスに限らず、すべての感染症への対応の基本であるが、多忙な際には汚染された手で清潔なものに触れてしまう。手を触れやすいところを定期的に徹底して清拭することは、水平感染予防にとって極めて重要である。

表3-2 分娩終了後の衛生・消毒チェックリスト ⬇ ダウンロード

	チェック項目	チェック
母体処置に関わるもの	内診台	
	内診台リモコン	
	内診台ハンドル	
	血圧計	
	点滴台	
	無影灯	
	その他（各自記入　　　　　　　　）	
	その他（各自記入　　　　　　　　）	
	その他（各自記入　　　　　　　　）	
新生児処置に関わるもの	インファントウォーマー	
	聴診器	
	乳児体重計	
	乳児身長計	
	メジャー	
	体温計（直腸温）	
	酸素飽和度モニター	
	点眼薬（可能な限り個人処方分を使用する）	
	陽圧換気マスク	
	計測記入ボードのペンなど文房具	
	哺乳器具の衛生	
	その他（各自記入　　　　　　　　）	
	その他（各自記入　　　　　　　　）	
その他環境	薬液カートハンドル	
	エアコンのリモコン	
	ドアノブ	
	照明などスイッチ類	
	PHS	
	その他（各自記入　　　　　　　　）	
	その他（各自記入　　　　　　　　）	
	その他（各自記入　　　　　　　　）	

※本シートのExcelファイルをダウンロードできます。

■ 個人防護具の脱衣

- 汚染区域を出るときは原則として決められた場所で全てのPPEを脱衣、破棄する。
- 決められた清潔区域に、PPEを着用したまま入らない（少なくとも手袋とガウンは外し、自分の肩より上は触らない）。
- 同じPPEを着けたまま他の妊産婦のケアをしない（少なくとも手袋とガウンは替え、自分の肩より上は触らない）。

退院までのケア

■ 母乳ケア

● 個人防護具

医療者：サージカルマスク、手袋、目の保護（ゴーグルまたはフェイスシールド）、長袖エプロンまたは袖なしエプロン（物品不足時であっても患者ごとに交換は必要）

褥婦：サージカルマスク

Attention!

- 褥婦の正面から接触することは避け、横や背部から介助する。または人形を用いた指導で、直接接触を避ける工夫も必要である。
- 2020年7月現在、母乳がSARS-CoV-2の感染源になる可能性はほぼないと考えられているが、標準予防策として医療者への母乳の曝露はできる限り予防する。

■ 子宮底の位置や硬度の診察

● 個人防護具

医療者：サージカルマスク、手袋

褥婦：サージカルマスク

Attention!

　手袋が不足しているときには、全ての診察が終了するまで手袋の上からの手指衛生を行い、1枚の手袋で1人の患者に複数処置を行うこともある（ただし、手袋の上からの手指衛生は十分に消毒できない、手袋が破損しやすい、ピンホールによる手の汚染は避けられないことを認識しておく）。同一患者限定であり、決して他の妊産褥婦には使わない。

新生児室

● 個人防護具

医療者：サージカルマスク、手袋、長袖エプロンまたは袖なしエプロン

＊エプロンは、物品不足時であっても新生児を抱く都度に交換する。細菌の水平感染の防止にもなる。

> **Attention!**
>
> 　有症状の母体から出生した新生児をケアするとき、あるいはSARS-CoV-2の検査が陰性ではあるけれども症状から感染を完全否定できない場合には、新生児は感染疑いとして対応する。
>
> ●個人防護具
>
> 医療者：サージカルマスク、長袖エプロン、アイシールド、手袋、キャップ
>
> ●注意点
>
> - 新生児を預かる場合にはコットはパーテーションで仕切るなど、他の児と交わらないように工夫する。
> - 手指衛生や手袋の交換は徹底する。
> - 沐浴は他の新生児の沐浴を終えた最後に（もしくはドライテクニックで清拭）。
> - エプロンを着用し、新生児ごとの交換を徹底する。

退院診察・退院前指導

● 個人防護具（対面での指導を想定）

医療者：サージカルマスク、手袋、目の保護（ゴーグルまたはアイシールド）、長袖ガウン、キャップ

褥婦：サージカルマスク

> **Attention!**
>
> 　退院前指導では集団指導を避けて個別指導としたり、対象を限定したりするなど3密を避ける工夫をする。

沐浴指導（図3-10）

- 指導方法を検討する。祖父母などの支援者が周囲にいれば指導は省略できる可能性がある（動画やパンフレットなどで代用することも検討する）。
- 沐浴槽は浴室・浴槽洗剤などで洗浄し、シンク周囲は水滴などを拭き取り乾燥に努める。
- バスタオルなどは使用後、通常の洗濯で構わない（血液などで汚染した場合は感染性リネンとして施設の手順に準じて処理する）。

表3-3 感染対策チェックリスト（自己・他者評価）　⬇ ダウンロード

各スタッフが施設内での環境衛生のルールを守れているか自己と他者（リーダーなど）から評価を受ける。

対象	状況	チェック項目	自己評価 名前（　　　　）	リーダの評価 名前（　　　　）
医療者	基本	発熱がない	できている・できていない	できている・できていない
		感冒症状がない	できている・できていない	できている・できていない
		来院時に手指衛生	できている・できていない	できている・できていない
	通常業務時	診察ごとに手指衛生	できている・できていない	できている・できていない
		患者に直接触れる業務では手袋を両手に着用	できている・できていない	できている・できていない
		直接患者に触れていない場合は手袋をつけたままの手指衛生	できている・できていない	できている・できていない
		マスク・キャップの着用	できている・できていない	できている・できていない
		マスク・キャップ・手袋の着脱時は汚染側を触らない	できている・できていない	できている・できていない
		休憩中・食事中はお互いの距離をとって対面しない	できている・できていない	できている・できていない
		出勤時・退勤時に手指衛生・靴底の消毒	できている・できていない	できている・できていない
		入院患者の部屋ではガウンを着用	できている・できていない	できている・できていない
	分娩時	医師・直接介助の助産師はガウン・手袋・マスク・ゴーグル着用	できている・できていない	できている・できていない
		新生児の取り扱いにはエプロン・手袋・ゴーグル着用	できている・できていない	できている・できていない
	授乳介助	手袋・ゴーグル・ガウンを着用	できている・できていない	できている・できていない
患者・立ち会い者・付き添い者・面会者	外来	来院・帰院時の手指衛生＋感染症に関する問診	できている・できていない	できている・できていない
		金銭のやり取りはトレーを使用	できている・できていない	できている・できていない
	分娩	分娩後は手指衛生を行ってから新生児に接する	できている・できていない	できている・できていない
	入院	部屋の出入りのたびに手指衛生	できている・できていない	できている・できていない
環境		院内環境・医療器具の洗浄は低水準消毒薬を使用	できている・できていない	できている・できていない
		哺乳瓶・搾乳器の洗浄は中水準消毒薬を使用	できている・できていない	できている・できていない
		1時間に1回、10分程度の換気	できている・できていない	できている・できていない
		アルコール手指消毒薬を各所に設置	できている・できていない	できている・できていない
		病室ごとにガウンを交換し毎日洗濯をする	できている・できていない	できている・できていない

※本シートのExcelファイルをダウンロードできます。

114

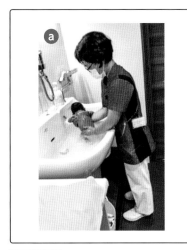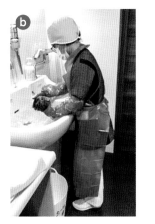

図3-10 沐浴

児の体表面には母体血液や体液が付着している。**ⓐ** のように素手で洗うのではなく、**ⓑ** のようにキャップ、アイシールド、サージカルマスク、ガウン、手袋で対応する。

授乳室での授乳

個室であれば病室内、総室ではベッドサイドで実施できるか検討する。他者との接触を少なくするための対策を検討する。各個室の前に専用のエプロンをかけておき、入室の都度羽織る。エプロンは毎日洗濯をするか破棄する。

シャワー室

- 共用物は少なくする。
- 椅子、ドライヤーなどの共用物品は1日1回拭く。
- 共用バスマットは患者ごとに交換する（洗濯は通常どおり）。

アロママッサージなどのサービス

- 感染拡大期は中止を検討する。
- 実施するのであれば、サージカルマスク、アイシールドを着用し、短時間で施術する（手袋やガウンの着用は現実的に無理だと考えられるため）。

おわりに

全職員が自施設周辺の市中感染の有病率から現在の流行のイメージを共有し、各職種や医療行為に必要な感染防護具を着用する必要がある。口頭では全員に伝達する過程で正確性に欠ける場合が

表3-4 市中感染の有病率に応じた施設ごとの感染防御レベルの設定　⬇ ダウンロード

日付　　　／　　　／

行動／感染防護具	医師(分娩)	医師(病棟／処置)	分娩第1期	分娩第2～3期	ベビーキャッチ	病棟業務	麻酔係	沐浴	授乳ケア
サージカルマスク									
N95マスク									
キャップ									
ゴーグル									
フェイスシールド									
手袋									
布ガウン									
レインコート									
ビニールガウン									
袖なしエプロン									
アームカバー									

※本シートのExcelファイルをダウンロードできます。　　　　　　　　　　　　(右ページへ続く)

表3-5 感染状況の指標

ステージ	感染状況	感染状況の指標			第1章5の表5-2 感染発生状況の定義
		新規報告数	前週との比較	感染経路不明	
1	感染者の散発的発生。医療提供体制には特段の深刻な支障がない段階				**散発期・封じ込め期** 新規患者発生が数例あるがリンクがほとんど追えている。
2	感染者が増えてきて、医療提供体制への負荷が蓄積する段階				**流行早期・流行小康期** 疫学上リンクが追えない症例が数例あり
3	感染者の急増および、医療提供体制における大きな支障の発生を避けるための対応が必要な段階	15人/10万人/週以上	直近1週間が先週1週間より多い	感染経路不明割合が50%	**流行期** 都道府県内で疫学上リンクが追えない症例が累計10例以上あり
4	爆発的な感染拡大、深刻な医療提供体制の機能不全を避けるための対応が必要な段階	25人/10万人/週以上	直近1週間が先週1週間より多い	感染経路不明割合が50%	

新型コロナウイルス感染症対策分科会(第5回)では感染状況の指標として6項目を挙げている。その中で情報を得やすい3項目の指標をもとにステージ分類すると上記となる。分科会では各地域の医療資源等を考慮して対策を講じるように提案している。第1章5の表5-2はその一例である。スタッフ全員が自分たちの医療圏のステージを共有する際の参考にしていただきたい。

手術分娩時・枕元処置	医師（外来）	医師（胎児エコー）	診察介助	母乳指導	助産師外来指導	静脈路確保・採血	外来事務	病棟事務	清掃

（左ページより続く）

ある。**表3-4**を利用し、施設の責任者が必要な項目にチェックを入れて各部署に伝達する。感染防御の強度を変える場合は、日付を明確にして再度チェックを入れ直して伝達する。各部所では最新の指示に従って防護具を着用する。医療資源が乏しい場合を考慮し代替品も載せているが、推奨ではない。

　さらに立ち会い分娩や里帰り分娩についても全職員が対応について一致した見解を持たないと患者からの問い合わせで間違った情報を伝えてしまう。**表3-5**を利用して自施設の診療圏の感染状況を把握し、かつ分娩立ち会いの可否などのルール作りの参考にしていただきたい。分科会の提案を含めこれらはあくまで案であり、各地域の医療資源の過不足などを考慮して改変してもらえればよい。

引用参考文献

1) 国立国際医療研究センター国際感染症センター. 急性期病院における新型コロナウイルス感染症アウトブレイクでのゾーニングの考え方. 2020/7/9 ver1.0.

2) 楠見ひとみ. 分娩介助時における顔面への血液曝露リスクの検証. 日本環境感染学会誌. 2019；34(1)：40-4.

3) Seto WH, et al; Advisors of Expert SARS group of Hospital Authority. Effectiveness of precautions against droplets and contact in prevention of nosocomial transmission of severe acute respiratory syndrome (SARS). Lancet. 2003;361(9368):1519-20.

（橋井康二、池田裕美枝、村上あおい）

4 新型コロナウイルス感染妊婦の分娩

Key Point

☑ 未知の感染症に対し、エビデンスがない状態で迅速かつ安全な対応を迫られる状況では、院内の医療関係者はもとより、病院職員全体、地域医療関係者の理解と協力が不可欠である。

☑ マニュアルの作成、推敲、シミュレーションを十分に行うことがプロジェクト成功への鍵である。

☑ 妊産婦のプライバシーを十分に保護できるよう配慮することが重要である。

☑ 対応できる施設をあらかじめ決定しておき、その施設はいつでも対応できるよう日頃から十分な準備を整えておくことが求められる。

はじめに

　新型コロナウイルス感染症（COVID-19）が世界的に爆発的に増加し蔓延する中で、日本においては現在のところ流行の第一波を乗り越え、緊急事態宣言も解除されたが、本稿執筆現在、再拡大の様相を見せている。世界においては妊婦の感染例や分娩例も集積されつつあるが、周産期管理に特有の感染対策やエビデンスに関する情報はいまだ十分ではない[1~4]。さらに、幸い日本においては新型コロナウイルス感染妊婦の分娩例は知られている限りごくわずかであることから、日本固有の情報がほとんどないのが実情である。

　京都府では新型コロナウイルス感染症患者や疑似症患者の入院判断とその分配は、府の入院医療コントロールセンターに一元化されている。その中で京都府立医科大学附属病院は、京都府の第一種感染症指定医療機関として2020年初頭の流行当初から新型コロナウイルス感染症患者や疑似症患者を積極的に受け入れてきた。2003年のSARS流行を受けて感染症病棟に設置した陰圧室が今回ついに本領を発揮した。周産期領域に関しては、母体搬送や新生児搬送に係る府の周産期医療体制はほぼ整備されて機能しているが、新型コロナウイルス感染妊婦の受け入れ体制については2020年4月まで明確な取り決めがなかった。

　このような状況の下で、京都府立医科大学附属北部医療センターにおいて新型コロナウイルス感

染妊婦の帝王切開術分娩を経験したので、実際の経験を踏まえて今後の第二波、第三波に備え得るよう実践的な知識を提供する。

京都府の新型コロナウイルス感染妊婦受け入れ体制

2020年3月中旬に府内でも新型コロナウイルス感染症患者が増加してきたことから、妊婦にも感染者が出ることを想定し、当院で受け入れの用意があることを府内の産婦人科医療機関に向けて京都産婦人科医会を通じて通知した。ただし、府では新型コロナウイルス感染症患者の入院判断とその分配は府の入院医療コントロールセンターに一元化されており、センターと当院の感染症科あるいは救急医療部に決定権があることから、通常の母体搬送受け入れのように産婦人科が独自に判断することはできない。受け入れた場合には、感染症科、小児科、麻酔科、看護部をはじめ、病院全体で診療する必要がある。当科が自発的に受け入れを申し出たのは、もちろん当院が第一種感染症指定医療機関であり、かつ総合周産期母子医療センターの一つであることが主たる理由であるが、当科の関連病院である府内の基幹施設の中には産婦人科医のマンパワーが寡少であるため受け入れ設備が十分ではない施設もあり、不用意に新型コロナウイルス感染妊婦を受け入れることは危険であると判断したからである。当科の申し出に対して多くの中小施設から、何かのときに搬送する施設が確保できたので心強いとの称賛の声をいただいている。

このような状況の中で、4月になり第二種感染症指定医療機関であり府北部丹後半島の日本海に面した本学附属北部医療センターに妊娠末期の新型コロナウイルス感染妊婦が入院した。軽度倦怠感と味覚・嗅覚障害を訴えていたが、幸い呼吸器症状や発熱は認めておらず、産科的には大きな合併症はなく陣痛は発来していなかった。分娩施設に関しては、北部医療センターにおいて感染症治療と感染防御の下での帝王切開体制が可能であったことと、直線距離で100km以上離れた本院へ感染防御を行いながらの搬送には困難が予想されたことを総合的に勘案し、北部医療センターで帝王切開術を施行した。日本における新型コロナウイルス感染妊婦で、われわれの知る限りおそらく最初の分娩例となった。

4月下旬には全国でさらに一般の新型コロナウイルス感染症患者数が増加したことから、感染妊婦の割合も増加することが予想された。その場合には妊産婦といえども一般の新型コロナウイルス感染症患者対応病棟に入院するため、当院だけで新型コロナウイルス感染妊婦を受け入れるのでは病床数が不足し、受け入れ可能施設をさらに拡充しておく必要が出てきた。そこで、府、府医師会、府産婦人科医会と協議し、施設を重症度によって分類することを5月初旬に取り決めた。まず、主に妊娠初期・中期の分娩／処置を必要としない場合と妊娠末期の分娩／処置を必要とする場合とに分け、それらをさらに新型コロナウイルス感染症の重症度および産科的重症度に分けた。これらを施設の対応能力に応じて大病院から順に割り振ることとした（表4-1、図4-1）。

しかし現実には、即座に受け入れを申し出る施設はほとんどなかった。その理由としてまず挙げられるのが、受け入れは産科病棟ではなく一般の新型コロナウイルス感染症患者対応病棟であるため、病院として受け入れ可能かどうかの判断となり、産婦人科側だけで独自に決められないことで

表4-1 新型コロナウイルス感染症妊婦への対応（京都府）

妊産婦への対応	**妊娠初期PCR検査で陽性と診断された場合**		
	無症状～軽症の場合		感染症拡大防止対策を講じた上で、産婦人医と連携の下、個室隔離を行う（宿泊施設、感染症病床など）。
	中等症～重症（人工呼吸管理）の場合		感染症専門医と産婦人科医の連携の下、感染症病床で対応する。
	分娩前にPCR検査で陽性と診断された場合、原則、帝王切開で出産する。		
	正常妊娠の場合	無症状～軽症の場合	感染症拡大防止対策を講じた上で、産婦人科病棟で個室隔離を行う。
		中等症～重症（人工呼吸管理）の場合	感染症専門医と産婦人科医の連携の下、周産期母子医療センターで対応する。
	ハイリスク妊娠の場合	新型コロナウイルス感染症の症状（無症状～重症）にかかわらず、総合周産期母子医療センターで対応する。	
新生児への対応	・母体－胎児間の垂直感染の報告例は見られず、出生直後の感染は稀である。 ・出生後、疑似症感染者として2週間の隔離および健康状態の観察が必要である。 ・陽性である母親が授乳、排泄物の処理を行うことは、接触機会をつくることとなり、同室は困難である。 クベース内隔離であっても、一定の感染症防止対策が必要。		

・周産期母子医療センター19病院と新型コロナウイルス感染症受け入れ医療機関かつ産科、小児科を標榜する4病院の計23病院について、ゾーニング、予防対策などを感染症専門医が確認
・確認を終了した病院において順次受入

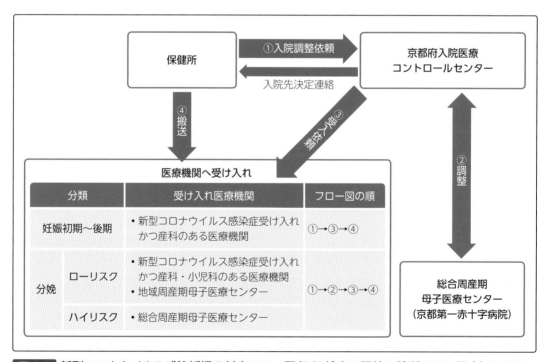

図4-1 新型コロナウイルス感染妊婦の対応フロー図（PCR検査で陽性と診断された場合）（京都府）

ある。そのため府の幹部が中心となり各施設の病院長に説明し、依頼していくという丹念な作業を要した。また、多くの中規模施設は、その施設の地域に発生した軽症〜中等症症例であれば受け入れざるをえないという口ごもった反応であった。地域の中規模施設の中には、一般の新型コロナウイルス感染症患者を受け入れているという理由で、分娩を予約していた妊婦が罹患を恐れて他院での分娩に切り替えたということが起こっている。都市部の大病院以外の施設では、新型コロナウイルス感染症患者が発生したとなると悪評が立ち妊婦が逃げるのではないかとの危惧から、新型コロナウイルス感染症患者の自施設発生や紹介があってもケース・バイ・ケースでこっそりと受け入れるという基本姿勢である。現実には5月下旬には感染のピークが収束してきていることから、また第二波が訪れたときに対応すればよいのでは、として受け入れ可否の結論を先送りにする風潮となっている。このような状況はマスコミ各社にも取り上げられ、全国のニュースでも紹介された。

　後述のとおり新型コロナウイルス感染妊婦の分娩は基本的に帝王切開となる。妊婦に重度の呼吸器症状がなければ帝王切開術そのものは簡単にできると考えている人がいるかもしれない。しかし、体液曝露のリスクが高いことから手術室には十分な隔離対策を施し、出生した新生児はただちに手術室から別室に移し濃厚接触者として隔離すること、そして感染防御装備を身に着けた多くのスタッフと2室の手術室を要することから、病院全体を巻き込む大きな手術となり、通常の診療を大きく妨げることになる。したがって、新型コロナウイルス感染妊婦の分娩は、まずは新型コロナウイルス感染症自体の入院設備があり治療担当医がいて、その上で帝王切開術に対して十分な設備とマンパワーを兼ね備えた施設で行うべきである。

新型コロナウイルス感染妊婦の分娩様式

　新型コロナウイルス感染妊婦の分娩に関して完全にコンセンサスが得られている状況ではないが、一般的に経腟分娩では分娩時間が帝王切開に比べて長くなることが予想され、海外の報告でも帝王切開を行った報告が多く[1〜3]、分娩時の飛沫や羊水などの体液曝露のリスクに対して新生児および医療従事者への感染防御の観点から[4]、さらに日本産科婦人科学会・日本産婦人科医会・日本産婦人科感染症学会より施設の感染対策に割くことができる医療資源、肺炎など妊婦の全身状態に鑑み、分娩管理時間短縮を目的とした帝王切開も考慮するとの対応指針が示されたことから[5]、現状では患者・家族にも十分に説明・同意を得た上で、新型コロナウイルス感染妊婦の分娩は帝王切開術分娩を選択する方がよいと考える。

　新型コロナウイルス感染妊婦のうち、分娩進行が非常に速い場合、さらに通常とは逆に施設の制約のためにむしろ十分な感染対策を施した帝王切開体制の準備が間に合わない場合には、やむなく経腟分娩を行うことがありうる。しかし、これは前述の感染防御の観点からも極力避けるべきであり、このようにならないように自然陣痛発来する前に早めに帝王切開術を計画すべきである。

　一方、妊娠初期から中期の新型コロナウイルス感染妊婦で分娩予定日まで十分な日数がある場合には、新型コロナウイルス感染症の治療を優先する。治療期間内に呼吸器症状を中心とする全身状態が軽快し、かつ一般の陽性者と同様にPCR検査が陰性化し、規定どおり一定期間陰性が持続していれば治癒したものと判断される。この場合には一般妊婦と同様の扱いとなり、経腟分娩も可能

となる（**表4-1**、**図4-1**）。

分娩までの準備

　病院全体でプロジェクトチームを立ち上げ、準備を開始する。このプロジェクトチームには、病院責任者、各科責任者、手術部、看護部、事務職員、さらには地域医療施設の協力が不可欠である。

　感染防御の観点から、帝王切開術当日は本症例のみとし、術後約48時間、手術室を使用不可とすることが必要である。これを考慮すると、可能な限り金曜日の午後に手術を予定することが望ましい。また、手術当日は午前から手術室の準備が必要であることから、前日の午後の予定手術も入れないよう調整する。

　当該患者に専念するため、切迫早産で入院中の妊婦も含めて、本症例の帝王切開術当日から1か月先までを予定日とする妊婦全員の妊婦健診と分娩を他施設に依頼する。母体と新生児を同じ病棟で管理している場合には、小児科管理の新生児も他施設に転院依頼することが望ましい。これは地域性にもよると考えられるので柔軟な対応を要するが、これをスムーズに行うためには日頃から近隣施設と顔の見える関係づくりをしておくことが重要となる。

　患者のプライバシー保護のため、カルテにはパスワードをかけ関係者のみしか閲覧できない状態とし、可能ならば病棟マップ上にも載らないよう配慮する。この際、点滴や採血のオーダー、クリニカルパスのオーダーといった病棟入院業務に支障を来す恐れもあることから、事前に電算室など各病院の電子カルテ統括部門に技術的なことも含めて相談しておく。

　緊急手術を避ける目的から、患者に十分に説明し、同意を得た上で、帝王切開当日まで塩酸リトドリン投与により子宮収縮抑制を行う。

　通常の患者面会はテレビ電話を使用して行い、超音波検査などの直接の対面診察は、防護具の不足を防止する目的から、配膳など個人用防護具（PPE）着用のタイミングで行う。同意書など紙類の書類は、病室内での患者の署名・捺印ののち、書類を写真に撮影し、外の受信機器に転送し、カルテに保存する。紙類は病室内で廃棄する。

ゾーニングとPPE

　産科医師、小児科医師、産科病棟助産師・看護師、感染病棟看護師、その他の病院職員の各セクションでマニュアルを作成し、必要に応じて会議を行い、感染症病棟内と手術室内のゾーニング（**図4-2**）、各ゾーンでのPPEの決定（**表4-2**）、患者の移送手段と経路の確認など、全体の情報共有と意思統一を図る。各施設の構造に応じて厳密なゾーニングが必要である。

　感染症病棟の病室内での診察では、医師・看護師はPPEを着用する。超音波検査や胎児心拍数モニタリングでも感染対策が必要であることから、通常のように簡単に診察することができない。PPE着脱訓練はもちろんのこと、資材の有効活用の点からも配膳などのタイミングに合わせて病

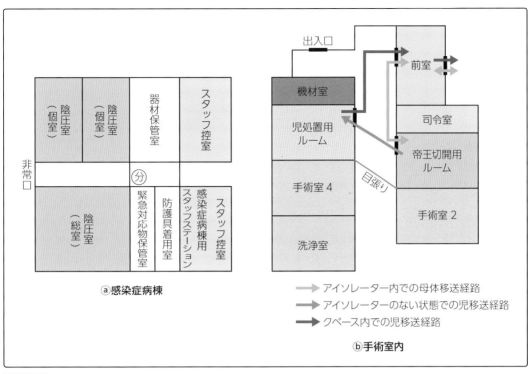

凡例:
- ⇒ アイソレーター内での母体移送経路
- ⇒ アイソレーターのない状態での児移送経路
- ⇒ クベース内での児移送経路

ⓐ感染症病棟

ⓑ手術室内

図4-2 ⓐ感染症病棟のゾーニング、ⓑ手術室のゾーニング

表4-2 各ゾーニング内での個人防護具(PPE)

ゾーニング	場所	グローブ	ガウン	マスク	アイシールド	キャップ	シューズカバー
レッド	帝王切開用ルーム	ダブルグローブ	ダブルガウン 術者・助手・直接介助看護師のアウターは清潔のもの	ダブルマスク アンダー:N95 アウター:サージカル	ゴーグル フェイスシールド	サージカルキャップ 防護キャップ	あり
オレンジ	児の処置用ルーム	ダブルグローブ	ダブルガウン	ダブルマスク アンダー:N95 アウター:サージカル	マスク型フェイスシールド	防護キャップ	なし
イエロー	レッドゾーンの物が移動する廊下	ダブルグローブ	シングルガウン	N95マスクのみ	ヘアバンド型フェイスシールド	サージカルキャップのみ	なし
グリーン	患者がアイソレーターに入っている状態で通過する場所	シングルグローブ	シングルガウン	サージカルマスクのみ	フェイスシールド	サージカルキャップのみ	なし

室内に入る必要がある。

　超音波検査装置にも感染対策が必要であり、分泌物などが触れないようにディスポーザブルのカバー（ナイロンカバー、ビニール袋など）で覆うことを考慮する（**図4-3**）。カバーをすることで画面の見え方に特に不自由を感じないが、トラックボールの操作の際、カバーがトラックボールにひっかかりうまく操作ができないことがある。前もってカバーをした上での操作を実践しておくことも必要である。胎児心拍モニターの装着時にも感染対策が必要であり、コードレス胎児心拍モニ

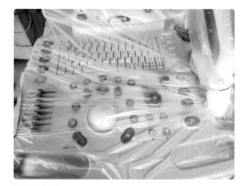

図4-3 超音波装置の感染予防カバー

ターの受信機を感染症病棟のイエローゾーン（**図4-2**の左のゾーニング図参照）に設置することで計測が可能である。病院の構造によって受信状況を確認しておく。感染症病棟の看護師が通常業務において胎児心拍モニターの装着を行っていない場合には、装着前に産科病棟助産師から感染症病棟看護師に装着の仕方を指導する必要がある。

帝王切開術担当者

　帝王切開術担当者は、PPEを数種類、実際に着脱して協議の上、最適だと思われるものを選定し、他の手術で実際に着用した中でさらなる改善点を見出し、最善のPPEを決定する。

　手術用に事前に実際に一つひとつ着脱手順の写真を撮りながら確認し、PPE着脱マニュアル（**図4-4**）を作成する。これをもとに全員が互いに確認し合いながら着脱の訓練を何回も繰り返す。改善点があればその都度マニュアルに追加し、マニュアルの改訂を行いながら手順を徹底する。着脱に関して十分なトレーニングを行うことが重要である[6]。当院での実施時に気付いた細かい点についても図内に記しておいた。

個人防護具着用手順（手術室術者および直接介助者）

❶ 更衣室にてアンダーウェアに更衣する。上着は
ズボンの中、ズボン裾は靴下内に収納する。

❷ 手術室内に移動。汗取りパット付き手術帽子を
装着する。

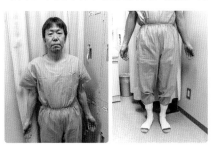
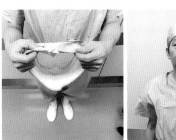

❸ N95マスクを装着する、紐は下から先に首へ、上紐は頭頂部に向け装着。耳にかけると後で痛い。

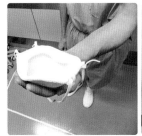
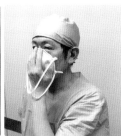
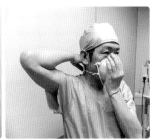

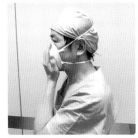
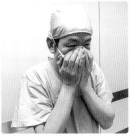

❹ シューズカバーを装着する。シューズはできるだけ捨てることが可能なものを履く。
装着後、手指衛生を行う。

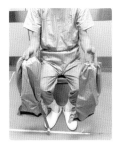
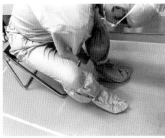
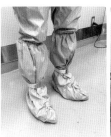
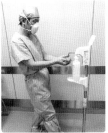

図4-4 個人用防護具（PPE）着脱マニュアル①（京都府立医科大学附属北部医療センター）

5 アンダーグローブを
装着する。

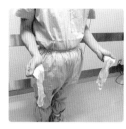 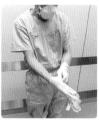 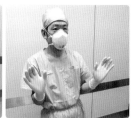

6 介助者によるアンダーガウンの装着。ゴーグル着用。眼鏡着用者はオーバーゴーグル着用や、
曇り防止めテープ貼布可能。ガード枠があるゴーグルが望ましい。

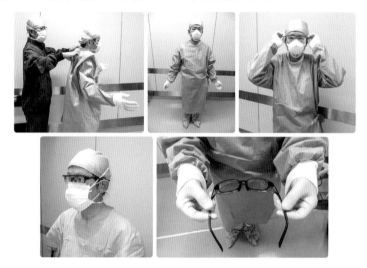

7 防護キャップを装着する。紐通しを経由していることを確認する。
介助者と声を掛け合って紐を渡し、結ぶ。

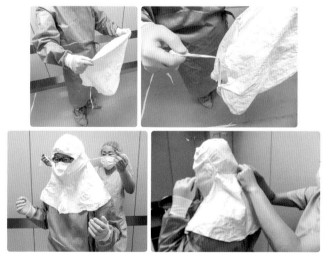

図4-4 個人用防護具（PPE）着脱マニュアル②（京都府立医科大学附属北部医療センター）

⑧ フェイスシールド付きマスクを装着する。曇り止め処理をしておいた方が望ましい。

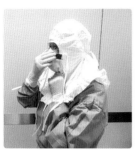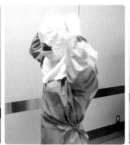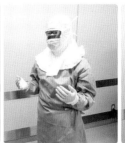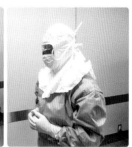

⑨ 手術室ラビング法に基づき<u>0.5%溶剤</u>にて擦式手指消毒薬で手指衛生を行う。
滅菌ガウンテクニック。

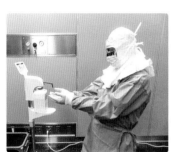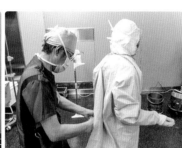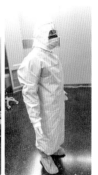

⑩ 手術用清潔手袋は手術用清潔手袋を装着した介助者が装着させるか、滅菌台を使用して自分で装着する。できるだけ手術用ダブル清潔手袋が望ましいが、アンダーグローブを合わせると3枚となるため、サイズを考慮のこと。

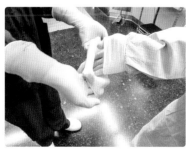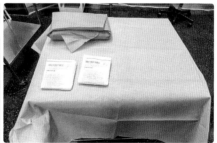

図4-4 個人用防護具（PPE）着脱マニュアル③（京都府立医科大学附属北部医療センター）

個人防護具脱衣手順(帝王切開用ルーム内)：手術室術者および直接介助者

*1つの処置につき、必ず手指衛生

脱衣前

患者が手術室を
出てから脱衣を
始める

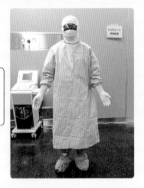

① ルビスタ®で外手袋を拭く。

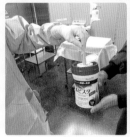
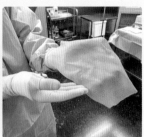

② 手術用ガウンを脱ぐ。

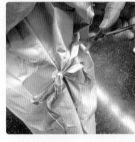
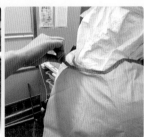
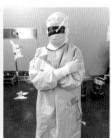
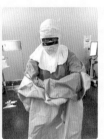

- 外の紐は汚れているため、解かずに専用の直剪刀で切る。
- 介助者が首元のマジックテープを外す。
- 手をクロスして肩の部分を持って「押忍」スタイルで肘が出るまで脱いでいく。
- 内側に丸めるようにする。

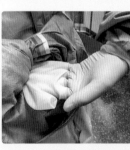
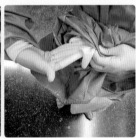
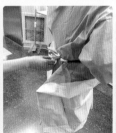
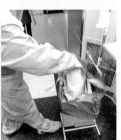

- 手袋も裏返すように脱いでいく。
- ガウン内側はインナー手袋で触ってOK。
- 中の紐は介助者に外してもらう。
- 内側に静かに丸めて、感染性廃棄箱へ入れる。

図4-4 個人用防護具(PPE)着脱マニュアル④(京都府立医科大学附属北部医療センター)

＊手指衛生

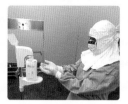

❸ フェイスシールド付きマスクを外す。

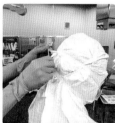 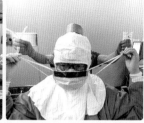 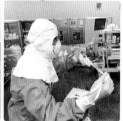

- 前側を触らないようにバンド部分を持って外す。
- そのまま感染性廃棄箱へ。

4

新型コロナウイルス感染妊婦の分娩

＊手指衛生

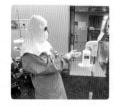

❹ 防護キャップを外す。

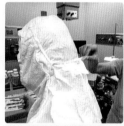 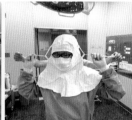 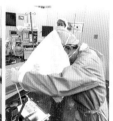

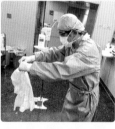 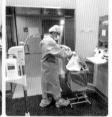

- 介助者が紐を外す。
- 鏡を見ながら紐を受け取る。
- 頭頂部から斜めに引き上げながら身体から離していく。
- そのまま感染性廃棄箱へ。

＊手指衛生

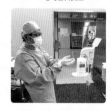

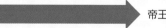

ドアの開閉時間は短く！

帝王切開用ルーム外での作業へ

図4-4 個人用防護具（PPE）着脱マニュアル⑤（京都府立医科大学附属北部医療センター）

個人防護具脱衣手順（帝王切開用ルーム外）：手術室術者および直接介助者

*1つの処置につき、必ず手指衛生

5 シューズカバーを脱ぐ。

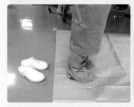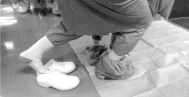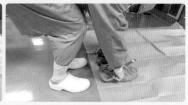

＊手指衛生

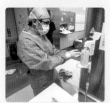

- roomを出てすぐの所にシーツを敷いて行う。扉はすぐ閉める。
- 自分で紐を解く。
- 立ったままカバー表面を持って踝まで下げる。
- シューズカバー以外触らないように片足ずつ脱ぐ。
- シューズはカバーとともに脱いで破棄する。
- 脱いだ足で部屋の外の新シューズへ履き替える。

6 インナーガウンを脱ぐ。

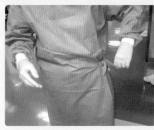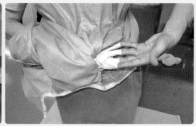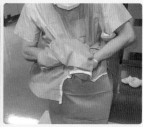

- インナーガウンは外の紐を自分で解き、直剪刀で切らない。
- それ以外は **2** 同様に「押忍」スタイルで内側に丸めるように脱いでいく。

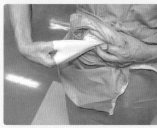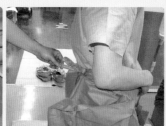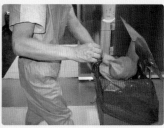

- 手袋も裏返すように脱いでいく。
- ガウン内側は素手で触ってOK。
- 中の紐は介助者に外してもらう。
- 内側に丸めて、感染性廃棄箱へ入れる。

図4-4 個人用防護具（PPE）着脱マニュアル⑥（京都府立医科大学附属北部医療センター）

＊手指衛生

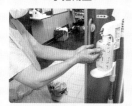

❼ サージカルマスクを外す。

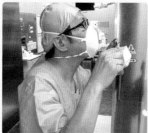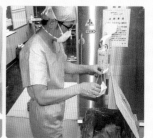

- 前側を触らないようにゴムを持って耳から外す。
- そのまま感染性廃棄箱へ。

4

新型コロナウイルス感染妊婦の分娩

＊手指衛生

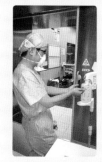

ハッチウェイ部屋へ移動 →

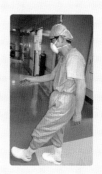

❽ N95マスクを外す。

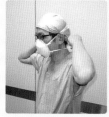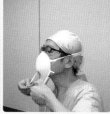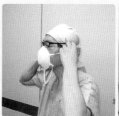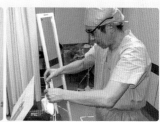

- 前側を触らないように下のゴムから外す。
- 上のゴムを外して身体から離し、感染性廃棄箱へ。

＊手指衛生

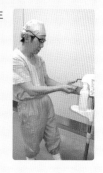

図4-4 個人用防護具（PPE）着脱マニュアル⑦（京都府立医科大学附属北部医療センター）

術者・助手・直接介助看護師はウォーターレス法で手指衛生を行い、アンダーガウンとニトリル
ゴム手袋を装着し、ニトリルゴム手袋を再度ウォーターレス法で消毒の上、清潔アウターガウンと
手術用清潔手袋を着用する。アンダーガウンは米国医療機器振興協会のレベル3、アウターガウン
はレベル4を使用（**図4-5**）することで、特に脱衣時にガウンの色調の違いにより汚染部位が明確
に判断でき、より安全に脱衣を行うことができる。マスクは、N95マスクを着用した上からサー
ジカルマスクを装着する（**図4-6**）。

　帝王切開術の前に、他の手術でこのN95マスク・フェイスシールド・PPE装着下での手術のシ
ミュレーションを数例経験しておく。ヘアバンド型フェイスシールド（**図4-7**）ではシールドの下
端が清潔の術衣、吸引管などに接触して不潔になってしまうことがあり、N95マスクの上にマス
ク型フェイスシールドを装着するのがよいと考える。念のため、シールドには曇り止めを塗布して
おく。術者・助手はアンダー手袋にニトリルゴム手袋を使用しアルコール消毒を行うと、脱衣時に
ニトリルゴム手袋が破れることがある（**図4-8**）。消毒用エタノール浸漬時間が長いほどニトリル

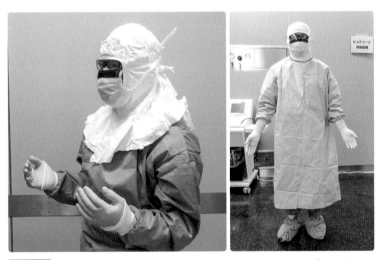

図4-5 左：アンダーガウン（レベル 3）、右：アウターガウン（レベ
ル4）

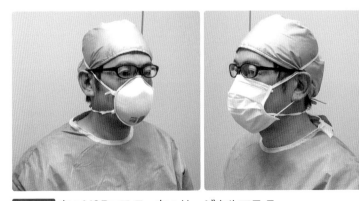

図4-6 左：N95マスク、右：サージカルマスク

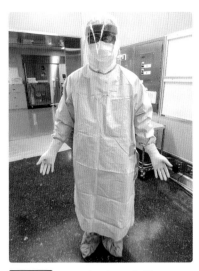

図4-7 フェイスシールド

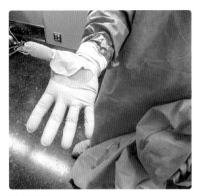

図4-8 破れたニトリルゴム手袋

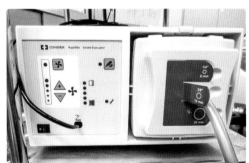

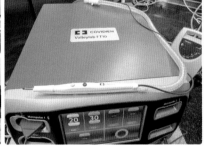

図4-9 吸引装置付き電気メス

ゴム手袋の引張耐性が低下することが報告されており[7]、ダブルグローブのアンダー手袋はニトリルゴム手袋ではなく手術用清潔手袋を二重に使用する方がよいと考える。

手術室内のエアロゾル防止

　術野からの蒸散によるエアロゾル防止のため、吸引装置付き電気メス（**図4-9**）を使用する。今回の経験で、明らかに切開面からの蒸散が少なく効果的であった。このメスに関しても事前に別の手術でシミュレーションを行っておく。

　手術室内は大型空気清浄機（**図4-10**）を設置した等圧室とし、収納庫・薬品棚は養生テープで目張りをする（**図4-11**）。養生テープの接着力が弱く、手術開始時に一部が剥がれてしまうこともあるため、粘着力を確認した上で目張りをする必要がある。

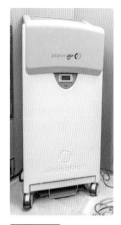
図4-10 大型空気清浄機

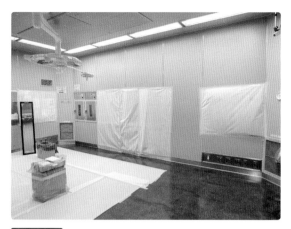
図4-11 手術室内の目張り

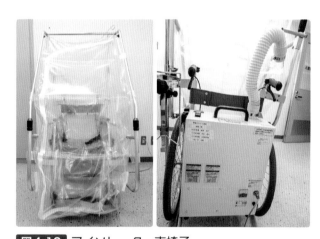
図4-12 アイソレーター車椅子

患者移送

　患者移送では、出室時：アイソレーター車椅子（**図4-12**）、退室時：アイソレーターベッド（**図4-13**）を使用する。

　手術前々日までに各セクションで作成したマニュアルを持ち寄り、全体で机上シミュレーションを行う。手術前日には、当日の全体の動きがわかるような統一マニュアルを作成し、それをもとに実際に使用するアイソレーター車椅子に模擬患者を載せ、感染症病棟出室から手術室入室、手術室での移動、術後の手術台からアイソレーターベッドへの移動、退室から帰室までを実際に行い、病棟・手術室での患者・スタッフの動き、連携と移動経路の確認を行う。机上シミュレーションを行った上で、実際に模擬患者によるシミュレーションを十分に行うことが重要である。

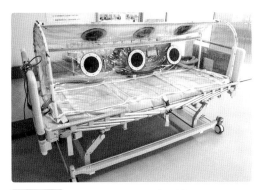

図4-13 アイソレーターベッド

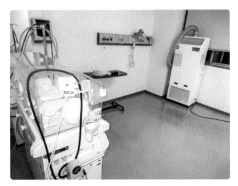

図4-14 アイソレーターを設置した児の隔離個室

手術当日

手術当日は、患者のプライバシー保護のため、出室15分前より院内すべてのエレベーターを停止し、階段や廊下には職員を配置し、他患者の通行を禁止し、患者の移動経路を完全に遮断する。

麻酔は麻酔科管理による腰椎麻酔とし、術後鎮痛はフェンタニルでの静脈内患者鎮痛管理（IV-PCA）とする。脊椎くも膜下麻酔の方が全身麻酔に比べて母児ともに安全であり[8]、エアロゾル生成のリスクが低い[6,9]。

児の娩出では、手術室内でのエアロゾル曝露をできる限り少なくするために、出生後にミクリッツガーゼで顔面を覆い、啼泣させずに手術室外に出し、オレンジゾーンで児の処置を行う。

産科病棟の個室にアイソレーターを設置し、児を隔離管理とする（**図4-14**）。この個室には防犯カメラを新設し、病室の外から児の様子が観察できるようできるようにする。

検体の採取

手術時に腟分泌物、羊水、胎盤の一部、卵膜、臍帯、分娩後の母体乳汁、児の日齢0日・3日・7日・14日の便・尿・血清・濾紙血を採取し、SARS-CoV-2 PCR検査を行う。患者の転帰は良好で、母児感染は極めて稀だとされている[10]。

おわりに

分娩の迫った新型コロナウイルス感染妊婦の受け入れでは、感染・予防に対して十分なコンセンサスの得られていない状況下で短期間での対応に迫られる。妊婦の安全はもとより、医療従事者の

感染を防ぎ院内感染を防止しなければならない。このような場合には医療関係者のみならず、病院全体、また地域全体の集学的チームでの対応が必要となる[11]。通常業務を行いながら短期間でプロトコールの作成、全体会議、机上および模擬患者を用いたシミュレーションを各部門協力の下で行い、院内感染を発生させることなく完遂しなければならない。病院全体の理解と協力の下、十分な事前の訓練・シミュレーションを行うことは非常に効果的である。

引用参考文献

1) Chen L, et al. Clinical Characteristics of Pregnant Women with Covid-19 in Wuhan, China. N Engl J Med. 2020;382(25):e100.

2) Zaigham M, Andersson O. Maternal and perinatal outcomes with COVID-19: A systematic review of 108 pregnancies. Acta Obstet Gynecol Scand. 2020; 99(7): 823-9.

3) Parazzini F, et al. Delivery in pregnant women infected with SARS-CoV-2: A fast review. Int J Gynaecol Obstet. 2020;150(1):41-6.

4) Yang P, et al. Clinical characteristics and risk assessment of newborns born to mothers with COVID-19. J Clin Virol. 2020; 127: 104356.

5) 日本産科婦人科学会, 日本産婦人科医会, 日本産婦人科感染症学会. 新型コロナウイルス感染症(COVID-19)への対応(第三版). http://jsidog.kenkyuukai.jp/images/sys/information/20200414113425-0CC09573DD8A6ED051C0E8DE7F5C73BA573029CE9C51E8D695C26F8E23ABE31A.pdf

6) Kang Y, et al. A practice of anesthesia scenario design for emergency cesarean section in patients with COVID-19 infection based on the role of standard patient. Biosci Trends 2020 Apr 22. doi: 10.5582/bst.2020.03066. Online ahead of print.

7) 西川美由紀, ほか. ニトリルゴム手袋における消毒用エタノール接触による引張耐性の変化. 医療関連感染. 2015;8(1):35-8.

8) Lee DH, et al. Emergency cesarean section on severe acute respiratory syndrome coronavirus 2 (SARS- CoV-2) confirmed patient. Korean J Anesthesiol. 2020 Mar 31. doi: 10.4097/kja.20116. Online ahead of print.

9) Donders F, et al; Isidog Covid-Guideline Workgroup. ISIDOG Recommendations Concerning COVID-19 and Pregnancy. Diagnostics (Basel).2020;10(4):243.

10) Marian K, et al; UK Obstetric Surveillance System SARS-CoV-2 Infection in Pregnancy Collaborative Group. Characteristics and outcomes of pregnant women admitted to hospital with confirmed SARS-CoV-2 infection in UK: national population based cohort study. BMJ. 2020 Jun 8;369:m2107.

11) Yu N, et al. Clinical features and obstetric and neonatal outcomes of pregnant patients with COVID-19 in Wuhan, China: a retrospective, single-centre, descriptive study. Lancet Infect Dis. 2020;20(5):559-64.

(黒星晴夫、北脇　城)

5 新生児への対応

Key Point

☑ 新生児への感染は稀であり、感染時期や感染経路は不明であるが、大多数が軽症である。

☑ 新型コロナウイルス感染症罹患者と児は、物理的距離の確保、飛沫・接触感染対策を厳格に行えないのであれば隔離が望ましいが、母子接触のメリットを念頭に置き、症状の軽重なども考慮して、母親や家族と十分話し合い、方針を決定する。

☑ 新型コロナウイルス感染妊婦から出生した新生児は、他児との距離をあけ、可能であれば保育器に収容するなど、少なくともコホート隔離を実施する。ただし、現在のところ新生児から他者への感染報告はない。

☑ 母乳には感染性のあるSARS-CoV-2は含まれていないと考えられ、清潔操作と介助者への感染対策を徹底すれば、搾乳して母乳を与えることが可能である。

はじめに

新型コロナウイルス感染症（COVID-19）は世界的な流行を見せ、日本でも流行の第一波に相当する感染拡大が見られた。SARS-CoV-2陽性妊婦は散見されたが、母子感染の報告、新生児感染の報告は世界的にもごく少数であった。

新型コロナウイルス感染妊婦および出生した新生児の臨床像、新生児の哺乳、隔離策などについて、世界的な報告、日本からの報告、各種ガイドラインの内容をできるだけ具体的に紹介し、限られたエビデンスから、各施設、医療提供者、母親や家族がそれぞれの状況に応じて、最良と思われる方針を選択するための参考としていただきたい。

新生児の新型コロナウイルス感染症

小児の新型コロナウイルス感染症[1]

　新型コロナウイルス感染症患者に小児が占める割合は少ない。中国では19歳未満の患者は全体の2.4％、米国では18歳未満の患者は1.7％、韓国では10歳未満が1.0％、10～19歳は5.2％と報告されている。日本国内では10歳未満の患者総数は292人（1.6％）、10～19歳では439人（2.5％）と少ない。いずれの年齢層も重症者数の割合、死亡者数の割合は0.0％であった（6月24日時点、厚生労働省）[2]。本稿執筆時点（2020年7月）で、日本においては新生児の感染例は報告されていない。小児の感染例のほとんどは家族内感染が疑われる。家族内の接触での2次感染の確率を見てみると、中国における家族内感染の調査では、家族内感染が16.3％に認められたが、成人17.1％に比べ小児は4％と少なかった。一方、別の中国からの報告では、濃厚接触した場合の感染リスクは、10歳未満の小児（7.4％）では全体の感染リスク（6.6％）とほぼ同等であった。以上より、少なくとも家族内においては、小児への感染に気を付ける必要があり、新生児に関しても同様にウイルスへの曝露、感染機会があると考えられる。

新型コロナウイルス感染妊婦と新生児

　世界的な流行が始まった2020年4月のElshafeeyらによる報告で、新型コロナウイルス感染妊婦と出生児についてレビューされている[3]。385人の妊婦のほとんどが軽症で、重症例は3.6％、非常に重篤だったのは0.8％で、うち1人が死亡した。妊婦の臨床症状や重症度は非妊娠成人と同等と言える。252人が分娩となり、帝王切開が69.4％であった。出生した256人は、2人が死産（1人母体死亡、1人母体ECMO加療）、1人が新生児死亡であった（母体の分娩前出血による緊急帝王切開で出生した早産児）。児への直接のSARS-CoV-2感染による死亡はなかった。PCR陽性が4人いたが（1.6％、いずれも帝王切開出生）、全て軽症で退院できた。PCR陽性の新生児は母体由来のウイルスによる偽陽性の可能性もあるが、早期発症の垂直感染の可能性もある。感染時期が出生前なのか出生後なのかはわからない。一方、母乳の検査が26例について行われたが、SARS-CoV-2 PCRは全て陰性であった。

　本稿執筆時直近（2020年6月）では、Rozyckiらが妊婦、胎児、新生児にSARS-CoV-2が与える影響に関する文献のレビューを行っている（上記4月の報告と重複あり）[4]。511例の新型コロナウイルス感染妊婦については、ICU入室症例、ECMO施行症例があるが、全体として重症化リスクは高くなかった。約2/3の症例で帝王切開が選択されていた。先天異常児の報告はなく、他のコロナウイルスと同様、催奇形性は今のところなさそうである。生後1週間以内の母体から新生児への感染率は311人の新生児のうち10人（3.1％）であったが、妊娠中、分娩前後、出生後のいずれの時期の感染か、また感染経路は不明であった。

　以上より、新型コロナウイルス感染妊婦は非妊娠成人と変わらない症状と重症度であると言える。また、新生児への感染は稀であり、その場合の感染時期や感染経路の詳細は不明である。

新生児における新型コロナウイルス感染症の臨床像（表5-1）[4]

　小児における新型コロナウイルス感染症の重症化のリスクは1歳未満の乳児が5％ほどで高く、その他の年齢については1～3％前後と報告されており、若年ほど重症化のリスクは高いようである。また、小児においても基礎疾患（喘息を含む肺疾患、心血管疾患、免疫不全など）のある児では入院やICU入室率が高いことも報告されている[5]。

　新生児期に感染した場合の臨床像や予後は報告数が少なく、まだよくわかっていない。Rozyckiらによると、生後30日以内の新生児例26例では、2/3の症例は新型コロナウイルス感染症に罹患した母親から出生し、残りは家族内の接触で感染したと考えられた[4]。3人の早産児（preterm）が報告されている。熱が48％に、呼吸症状が30％に、嘔吐・下痢が37％に見られた。傾眠などの神経学的レベルの変化、哺乳不良、その他、非特異的な症状を挙げている。3人（11％）は無症状であった。死亡例はなかった。その中で、韓国からの報告では、日齢27の新生児の新型コロナウイルス感染症例は、発熱、咳嗽、嘔吐が見られたが軽症であった。しかし、母親と比べて非常に高いレベルのウイルスが排泄され、鼻咽頭や唾液や便だけではなく、血漿や尿からも検出され、新生児ではSARS-CoV-2感染が全身に拡がる可能性が示唆されている[6]。またアメリカから、生後3週の新生児の新型コロナウイルス感染症例が報告されているが、重症肺炎や敗血症のためにPICUで集中管理を受けている[7]。

　新生児の症例は極めて少ないと思われるが、母親もしくは家族から感染する可能性はありうる。発症した場合には、非典型的な症状が多く、多くが軽症である。しかし、現在のところ新生児の報告総数自体が少なく、小児の若年で基礎疾患があるほど重症化するリスクが高い傾向を踏まえると、今後、感染拡大が進むと重症化する症例も想定しておく必要がある。

MRES、SIRS、新型インフルエンザ

　新型コロナウイルス感染症はまだエビデンスの集積途中にあるが、過去のパンデミックは参考になると思われる。

　同じようにパンデミックを引き起こしたコロナウイルスとして、重症呼吸窮迫症候群コロナウイルス（SARS-CoV）と中東呼吸器症候群コロナウイルス（MERS-CoV）が挙げられる。両ウイルスに妊娠中に罹患すると、人工換気などの集中治療を要するような重篤な症状を呈することがあり、母体死亡も少なくなかった。児には胎児発育不全や早産、流産、周産期死亡などが報告されている。しかし、SARSもMERSも母体から児への垂直感染の報告は見られない。具体的には、SARS罹患妊婦は100例以上あったと見積もられているが、児への感染報告はなかった。しかし、直接授乳はしないように推奨されており、カナダのガイドラインでは「SARS罹患妊婦から出生した児は10日間の健康観察期間、あるいは母親の隔離解除までは隔離するべきである、この間は母親は直接授乳を行うべきではない」としている。MERS罹患妊婦については、11例ほどしか報告されていないが、重篤な転帰をとる妊婦が多かった。生児を得ている例では、周産期に児に感染を起こした報告は見られていない[8]。

表5-1 新生児の新型コロナウイルス感染症

国（患者数）	診断時期	出生週数	性別	体重(g)	分娩様式	接触者	症状
英国(1)	生後<6日	39	?	4,165	帝王切開	母親	発熱、肺炎徴候
中国(1)	生後36時間	40	男	3,250	帝王切開	母親	多呼吸
中国(3)	日齢2	40	?	3,250	帝王切開	母親	活気低下
	日齢2	41	男	3,360	帝王切開	母親	
	日齢2	31	?	1,580	帝王切開	母親	発熱、肺炎、活気低下、呼吸窮迫症候群、敗血症、血小板減少症
中国(1)	生後36時間	40	男	3,205	帝王切開	母親	嘔吐、軽度リンパ球減少、胸部CT異常
ペルー(1)	生後16時間	33	男	2,970	帝王切開	母親	多呼吸、咳嗽
中国(1)	生後19日	38	男	3,030	経腟分娩	父母	嘔吐、哺乳不良、下痢、発熱、軽度血小板減少
中国(1)	生後17日	39	男	?	?	有症状の父母	くしゃみ、嘔吐、哺乳不良
米国(1)	生後25日	正期産	男	?	?	有症状の父母	発熱
韓国(1)	生後27日	39	女	3,730	経腟分娩	複数の家族	嘔吐、発熱、咳嗽
中国(5)	生後18日	正期産	?	?	?	母親	嘔吐、無呼吸、発熱
	日齢1	正期産	?	?	?	母親	無呼吸、活気低下
	日齢12	正期産	?	?	?	母親	嘔吐、下痢、くしゃみ
	日齢3	正期産(term)	?	?	?	母親	発熱、活気低下、胸部CT異常
	日齢1	正期産(term)	?	?	?	母親	哺乳不良、活気低下、胸部CT異常
イラン(1)	生後15日	正期産(term)	男	3,460	帝王切開	有症状の父母	発熱、活気不良、斑点
スペイン(1)	生後26日	?	男	?	?	有症状の複数の家族	痙攣、発熱、鼻汁、嘔吐
スペイン(1)	生後8日	38	女	2,800	帝王切開	母親	軽度呼吸障害、胸部エックス線異常
米国(1)	生後3週間	36	男	?	?	有症状の複数の家族	鼻閉、多呼吸、哺乳不良、血圧低下、肺炎、気胸、**PICU入院**
米国(1)	生後2週間	39	男	?	帝王切開	有症状の母親	発熱、活気低下、哺乳不良、一過性好中球減少、胸部エックス線異常
イタリア(2)	生後28日	41	男	4,440	?	母親	症状なし
	生後10日	39	女	3,120	?	母親	咳嗽、哺乳不良、下痢
イラン(1)	日齢2	32	女	2,350	帝王切開	母親	発熱
中国(2)	生後5日	40	女	?	帝王切開	母親	症状なし
	生後30時間	40	男	?	帝王切開	母親	呼吸障害

［Rozycki HJ, Kotecha S. Paediatr Respir Rev. 2020 Jun 13より改変］

母乳については、2003年の研究で、SARSに罹患した12人の女性とその新生児の転帰について報告されおり、母乳で育てられた児のいずれもSARSを発症しなかった。母体の抗体は、児に受け継がれ、防御効果をもたらす可能性もある。

2009年の新型インフルエンザの流行（パンデミックインフルエンザA〔H1N1〕）について、日本の報告と、それらを踏まえた推奨が出された。このときの全国的な調査の結果、日本では新型インフルエンザを発症した母親に関連する新生児のインフルエンザ発症例の報告は少数で、母子感染の重症化例は見られなかった。新生児発症例の感染経路は主に飛沫・接触感染と考えられた。妊婦が発症した場合、早産発症のリスクがあるが、経胎盤感染の可能性は極めて低かった。これらを踏まえ、正期産児、それに準ずる早産児の出生直後の不要な母子分離を避けるため母子同室は妨げない、飛沫・接触感染に注意を払う、母親が児をケア可能な状況なら、マスク・清潔ガウン着用と手洗いを厳守すれば、直接母乳を与えてもよい、とされている。搾母乳とするか直接授乳とするかは、飛沫感染の可能性を考慮して発症している母親の状態により判断する、母親の症状が強く児をケアできない場合には、児は預かり室への入室が望ましく、その際には児に対して飛沫・接触感染予防策を講じ、他児と十分な距離をとる（1.5メートル以上）、とされている[9]。

隔離、母乳について国際機関、学会による推奨（表5-2）

WHO

WHOは2020年3月の時点から、新型コロナウイルス感染疑い、可能性がある、または感染が確認されている母親から生まれた乳児にも、予防策を講じながら授乳することを奨めていた。症状がある母親には、皮膚接触、カンガルーケア、授乳中に、マスク、手指衛生、母親が接触する面の清掃と消毒を行うよう指示している。また、母乳育児のカウンセリング、基本的な心理社会的支援、授乳支援は、全ての妊婦と母親に提供されるべきとしている。隔離については、母親あるいは乳児が、新型コロナウイルス感染疑い、可能性がある、または感染が確認されているかにかかわらず、母親と乳児は一緒に過ごすことができ、皮膚接触、カンガルーケアを行い、母乳育児の確立する間、特に出生直後から昼夜を問わず同室を実行できるようにする必要があるとしている[10]。

さらに、授乳中に児にSARS-CoV-2を感染させる可能性について検討し、6月には「Breastfeeding and COVID-19」で以下のような見解を明示している[11]。これまで母乳中に生きたウイルスが検出された例は確認されておらず、感染の危険性は研究で実証されていない。現時点では、母乳保育を介したSARS-CoV-2の垂直感染を結論づけることはできない。乳児ではSARS-CoV-2感染のリスクは低く、症状は軽度か、無症状である（ことが多い）。乳幼児および小児における新型コロナウイルス感染症が生命や健康を脅かす可能性は、母乳育児が防御しうる他の感染症に比べ明らかに低いだろう。母親たちは、母乳保育の利点は感染のリスクを大きく上回ると助言されるべきであり、新型コロナウイルス感染疑いもしくは新型コロナウイルス感染症と診断された母親に、母乳育児の開始と継続を推奨している。また、同時にホームページ上で、マスクの着用や授乳前後の手洗いなど、安全な授乳方法を示している。

表5-2 国際機関、学会による推奨

国際機関／学会	発行／更新日付	対象	タイトル	母子同室	児の隔離法	直接授乳	搾乳
WHO [10]	3月13日	医療従事者	Clinical management of severe acute respiratory infection (SARI) when COVID-19 disease is suspected	出生直後から昼夜を問わず同室		奨める	奨める
WHO [11]	6月23日	医療従事者	Breastfeeding and COVID-19	記載なし		奨める	奨める
CDC [12]	5月20日	医療従事者	Evaluation and management considerations for neonates at risk for COVID-19	一時的分離を強く考慮すべき。ただし母親の希望を重視	個室隔離、母子間に6フィート以上の間隔をとる、保育器に入れる	記載なし	記載なし
CDC [13]	6月25日	妊婦、母親	If you are pregnant, breastfeeding, or caring for young children	一時的分離を強く考慮すべき。ただし母親の希望を重視	個室隔離、母子間に6フィート以上の間隔をとる。保育器に入れる	希望により可能	奨める
日本新生児成育医学会 [14]	3月23日	医療従事者	新型コロナウイルス感染症に対する出生後早期の新生児への対応について	一時的に隔離	児は保育器隔離またはコホート隔離(2メートル以上)。可能なら陰圧個室	避けることが望ましい	できるだけ行う
日本小児科学会 [15]	5月13日	一般	新型コロナウイルス感染症に関するQ&A	記載なし		避ける	可能
米国小児科学会 [16]	5月21日	医療従事者	Newborn Care: Guidance for the care of infants whose mothers have suspected or confirmed COVID-19	専門家の意見が分かれる。母親が医療チームと話し合って決定		可能	可能
日本産婦人科感染症学会 [17]	5月25日	妊婦	新型コロナウイルス感染症(COVID-19)について 妊娠中ならびに妊娠を希望される方へ(第10版)	面会不可		不可	記載なし
日本産科婦人科学会 日本産婦人科医会 日本産婦人科感染症学会 [18]	6月11日	医療従事者	新型コロナウイルス感染症(COVID-19)への対応(第四版)	接触不可	児は個室で保育器隔離。母児双方ともPCRでウイルスが陰性となるまで母体との接触は避ける。	不可	不可

WHO：World Health Organization、CDC：Centers of Disease Control and Prevention

CDC

CDCからガイダンスが出されており[12]、新型コロナウイルス感染症罹患児、疑われる児、あるいは、新型コロナウイルス感染症に曝露のあった新生児（新型コロナウイルス感染症に罹患している妊婦、疑いのある妊婦から出生した児を含む）への対応を、医療者を対象としてまとめている。新型コロナウイルス感染症に罹患もしくは疑いのある妊婦から出生した児は、感染リスクを下げるために一時的に隔離することを強く考慮すべきである（should be strongly considered）。具体的には、個室隔離、母子間に6フィート以上の間隔をとる、児を保育器に入れるなどが挙げられる。また母子隔離に際しては、リスクと利点について母親と話し合い、母親の意向を酌むべきである。考慮すべき点としては以下も含む。まず、母親と児の状態である。早産児（preterm）であったり、治療を要する児などハイリスク児については隔離すべきである。各施設のマンパワーや個人防護具（PPE）などの医療資源も考慮すべきである。また、児がすでにSARS-CoV-2陽性であれば隔離は不要である。もし隔離を行わないのであれば、感染リスクを最小限にするために、母親は児と接するときにはフェイスマスクを着用し、手を洗う。児を保育器に収容するなどの物理的な境界を作ったり、可能な限り6フィート以上の距離をとるなどを実施する。

また、CDCは一般向けのホームページで、妊婦、授乳中、育児中の母親への推奨を公開している[13]。健常児につては母子同室が望ましく、母乳のメリットはあるが、上記の医療者への推奨と同様に、一時的な隔離を考慮すべきとしており、母親とリスクと利点について話し合って決定するよう奨めている。隔離した際には搾母乳を使用することが追記されている。母親に対して具体的な指示がされており、直接授乳を選択した場合には授乳する際には毎回フェイスマスクを着用し、手を20秒以上洗う。搾母乳を選択した場合には、搾乳器を準備し、搾乳して母乳の分泌を確立および維持する、搾乳器は専用のものを用意する、搾乳器やボトルの部品に触れる前および搾乳する前に手を洗い、フェイスマスクを着用する、搾乳器は洗浄に関する推奨手順に従い、母乳と接触した部分はすべて洗浄する、できれば同居している健常な人で、かつ感染してもリスクの少ない人に搾母乳を児に飲ませてもらう、といったことが具体的に示されている。

日本新生児成育医学会

日本新生児成育医学会が新型コロナウイルス感染症に対する出生後早期の新生児への対応をまとめている[14]。母親から児への飛沫・接触感染を防ぐために、分娩後より一時的に母親と児は分離し、母親は個室隔離、児は保育器隔離またはコホート隔離を行う。児は可能であれば、陰圧管理個室が望ましい。十分なスペースがない場合は、他児との間をパーテーションなどで分離する。医療従事者は、フェイスシールドやゴーグルなども使った飛沫・接触感染予防策を講じる。母同室の希望がある場合は、母親や家族と十分に話し合い検討する。

母親が分娩後〜産院退院までに発症した場合（カンガルーケアや直接授乳など、すでに濃厚接触している場合）は、個室にて、母子同室による隔離を行う。その際、児を保育器に収容するなどの予防策を講じ、母子間の飛沫・接触感染に注意を払う。児を移送した場合は、保育器管理の上で他児との間隔を2メートル確保する。可能であれば陰圧管理可能な個室管理とする。保育器がない場合はコホート隔離として、他児と十分な距離をとる（2メートル以上）。

新生児の隔離期間については、潜伏期が3〜7日で、最短が1日、最長が14日であることを考慮して隔離は14日間としているが、今後の新生児の臨床像や精度の高い検査診断の普及により、さらに検討していく必要があるとしている。

　授乳については、母親が感染症状を呈している場合は、直接授乳は避けることが望ましい。ただし、できるだけ搾乳して児に与える。いつから直接授乳のための母子接触が可能かの基準は明確でないが、母親の症状が消失し、感染のリスクが低くなったと判断されたときから行うことを奨めている。

　自宅へ退院については、両親から感染のリスクが低くなるまで、病院で預かる。それが難しい場合は、両親と接触歴のない親族（例えば祖父母）宅への退院を検討する。

日本小児科学会

　日本小児科学会はホームページ上で母乳に関するQ&Aを掲載している[15]。母親が感染している場合は、接触や咳を介して子どもに感染させるリスクがあるので、直接の授乳は避ける必要がある。母乳自体の安全性は明らかではないが、中国からの報告では、感染女性26名の母乳を調べたところウイルスは検出されなかった。したがって、母親が解熱し状態が安定していれば、手洗いなどを行った上で搾乳により母乳を与えることは可能と思われる、としている。

米国小児科学会（AAP）

　アメリカ小児科学会はfrequently asked questions の形式で新型コロナウイルス感染疑いまたは新型コロナウイルス感染症と診断された母親から出生した児のケアの指針を示し、さらに退院に関する注意事項も具体的に示している[16]。当初は一時的な母子分離を推奨していたが、最新版（2020/07/22）では、母子同室の推奨に舵を切っている。

- ● Q：正常新生児（well newborn）は母子同室でよいか？
  - A：これまでの報告では、陽性妊婦から出生した新生児が、出生後の分娩施設入院中にSARS-CoV-2感染が直接の原因となって死亡した例はない。また、National Perinatal COVID-19 Registryに登録された1,500組以上の母児では、新生児がSARS-CoV-2のPCR検査で陽性となる割合は、母親から分離された新生児と、感染予防策を行いながら母親と同室した新生児で同じであった。現時点ではAAPは以下を推奨する。母親と新生児は、施設の通常の基準に従って同室することができる。母親は可能な限り新生児から適切な距離を保ち、新生児に触れるケアを行う場合は、マスク、手指衛生を行う。閉鎖式保育器を使用すれば距離をとり、児を呼吸器の飛沫から保護できる。医療従事者は、新生児をケアする場合は、ガウン、手袋、サージカルマスク、眼の保護具を使用する。感染していない他の家族は、マスク着用と手指衛生を行う。母親が重症の場合には一時的に分離するか、同室してもケアは別の養育者が行う方がよい。
- ● Q：直接授乳は可能か？
  - A：AAPは、乳児への栄養の最良の選択として母乳育児を強く支援している。いくつかの研究で母乳からSARS-CoV-2の核酸が検出されているが、感染性を持ったウイルスが分泌され

ているか、あるいは防御抗体が母乳に含まれるのかもまだ確定的ではない。現時点では直接授乳は禁忌ではない。母親は直接授乳前に手指衛生を行い、授乳中はマスクを着用する。母親が直接授乳しないことを選択した場合、適切な手指衛生後に搾乳し、感染していない他の養育者が新生児に与える。NICUに入院中の児の母親は、NICUへの出入りが禁止されている場合でも、児のために搾乳できる。

● Q：児が退院できる場合はどうすればよいか？

A：全身状態が良い新生児は施設の通常基準で退院できる。SARS-CoV-2陽性で、症状がない場合は、出生後14日間、外来フォローアップ（電話などを含む）を計画し、家庭での感染を防ぐため、養育者のマスク・手袋着用、手指衛生について適切な予防策を講じる。たいていの児は検査が陰性であり、退院後は、新型コロナウイルス感染症に曝露または罹患している可能性の高い家族からの感染を防ぐための十分な注意を払う。新型コロナウイルス感染症に罹患している母親は、解熱薬なしで24時間以上発熱なく、症状発症から10日以上経過（もしくは無症状でスクリーニングで陽性となった場合には陽性判明から10日以上経過）し、症状が軽快するまでは、マスク着用と手指衛生を遵守する。他の養育者もマスク着用と手指衛生を行う。児の検査がされていない場合には、陽性児と同様に14日間経過観察する。

5
新生児への対応

日本産科婦人科学会、日本産婦人科感染症学会、日本産婦人科医会

日本産婦人科感染症学会は、妊娠中ならびに妊娠を希望する女性に対して、「新型コロナウイルスに感染しているお母さんから生まれた赤ちゃんは、感染していないかどうか検査します。お母さん、赤ちゃんともにウイルス陰性になるまで、面会はできません。直接の授乳はできません」としている[17]。また、学会共同で医療者への対応として、母乳にウイルスが含まれるという報告もあるため、新生児は完全な人工栄養とし、母子双方ともPCRでウイルスが陰性となるまで母体との接触は避ける、感染が否定できない場合は個室でクベース収容を行い、児の管理は新生児科と十分な連携を取るよう推奨している[18]。

日本におけるSARS-CoV-2陽性妊婦から出生した児への対応

本稿執筆時点で5例の陽性妊婦と、出生した児への対応が日本新生児成育医学会に報告されている[19]。母体については、家族内感染4例、経路不明1例で、全例PCRで陽性を確認されていた（1例は分娩前陰性であったが、症状から濃厚に疑われ、出産後に陽性が確認された）。重症度は、重症（人工呼吸器管理、ECMO）1例、中等症2例、軽症1例であり、5例とも症状を認めた。分娩方式は全例で帝王切開が選択されていた。いずれも新型コロナウイルス感染症を考慮しての適応であった。

児については、正期産児4例、後期早産児1例であった。酸素投与などの蘇生を要した例があったが、全例、Apgar Scoreは1分、5分ともに8点以上であった。児の入院病棟は、NICU隔離室

1例、新生児室の隔離室1例、産科病棟個室2例、小児科病棟個室1例であり、全例保育器内収容された。全児とも複数回PCR検査を実施され、すべて陰性であった。

　哺乳は全例人工乳で開始されていた。搾乳指導を行っている施設もあったが、指導スタッフへの感染を危惧して行わない施設もあった。母乳は母親の症状改善、PCR陰性確認後から開始されていたが、人工乳のままの例もあった。母子同室時期については、2例は母親のPCR陰性を確認してからそれぞれ日齢22、日齢11に同室、母乳可となり、1例は母親が重症のため同室できず、2例は母親のPCRが陰性化しないため同室できず、児が先に退院となった。児の隔離解除は、3例は濃厚接触者として14日間経過後に、1例は2回PCR陰性を確認して日齢2に、1例は日齢10に3回目のPCR陰性を確認した翌日から、とされていた。1例は両親ともに陽性であったため乳児院へ、4例は自宅退院となった。

　日本では垂直感染を疑わせる児はいなかった。日本における対応は、まだ世界的にも新生児例の報告が少なくエビデンスが乏しかったこと、諸外国に比べて感染者数が少なく医療資源に余裕があったことなどから、慎重な対応がとられていたことがうかがわれる。

おわりに

　新型コロナウイルス感染妊婦と新生児については、まだ不明な点が多いが、少しずつエビデンスが蓄積され、種々の推奨が出されるようになってきている。母体から新生児に垂直感染した例は極めて少なく、感染を起こしても重症化することはほぼないと言える。主な感染経路は不明であるが、母乳中にはSARS-CoV-2が少なくとも感染性を保った状態で含まれることは否定的である。一方、出生後数週を経て発症する新生児の報告もあり、母親や同居家族からの感染が疑われており、飛沫・接触感染対策は必要である。これらの情報を母親や家族と共有し、母乳分泌の確立と愛着形成、あるいは母乳には感染した場合の抗体分泌や感染防御物質を含むなど、母子接触や授乳の利点もしっかり理解してもらった上で方針を決定する。

　現時点では一時的に母子を隔離する選択が多いと思われるが、デバイスや写真などを用いた母子の接触や母親への心理的サポートが重要である。母子同室する場合には本文中に記したような母子間の距離の配慮や保育器の使用、ケアする際の飛沫・接触感染対策が不可欠である。母乳に関しては、搾乳を考慮することが多いと思われるが、母親が搾乳器や容器などに触れてウイルスが付着することにより児に伝播するリスクや、搾乳介助者への感染リスクに注意する。母親の体調や投薬内容にも配慮が必要である。人工乳を選択した場合には、回復後に母乳育児ができるよう、感染対策を行いながら支援する。

　現時点では日本では一時的に母児を隔離する選択が多いと思われるが、デバイスや写真などを用いた母児の接触や母親への心理的サポートが重要である。母子同室の推奨も増えてきているが、その場合には本文中に記したような母児間の距離の配慮や保育器の使用、ケアする際の飛沫・接触感染対策が不可欠である。母乳に関しては、搾乳を考慮することが多いと思われるが、母親が搾乳器や容器などに触れてウイルスが付着することにより児に伝播するリスクや搾乳介助者への感染リス

クに注意する。母親の体調や投薬内容にも配慮が必要である。人工乳を選択した場合には、回復後に母乳育児ができるよう、感染対策を行いながら支援する。

　新型コロナウイルス感染妊婦から出生した新生児は、無症状であれば必ずしも個室や陰圧室に隔離しなくてもよく、少なくとも他児と2メートルの距離をあけ、可能であれば保育器に収容してコホート隔離を実施すればよいと考えられる。厳密には濃厚接触者として14日間の隔離ということになるが、現状の報告からは母子感染の報告が極めて少ない上に、PCR陽性となる場合には生後24〜72時間で陽性となっている例がほとんどである。また、新生児から他者に感染した報告は今のところない。したがって、生後24時間以内に1回目のPCR検査を行い、24時間以上の間隔をあけて行った2回の検査が陰性かつ児が無症状であれば隔離を解除しても構わないと考える。ただし、医療者や養育者のマスク・手袋着用、手指衛生は継続する。

　無症候性病原体保有者に関しては、おそらく感染力は弱い（あるいは感染機会が少ない）と考えられる。したがって、ユニバーサルスクリーニングで陽性となった妊婦は、発症に至らない場合は、出生児に関して分娩前、分娩後ともに感染する確率はより低いと考えられ、過度の感染対策は不要であろう。各施設で設定している隔離基準や母乳提供基準を一段下げてよいのではないかと筆者は考える。

　各国際機関、学会の推奨は、それぞれの国や地域の周産期医療体制を加味されていることを念頭に置かねばならない。日本においても医療施設ごとに母子関係の考え方、感染対策など多様なPolicyがあり、入院スペースや医療資源も異なる。母親の症状の軽重によっても感染リスクや予防策の効果は変わってくる。本項で提示したさまざまな対応や考え方を参考に、それぞれの状況を総合的に判断して、医療者、母親、家族で安全かつ充実した育児となるよう相談するのがよいであろう。

引用参考文献

1) 日本小児科学会予防接種・感染症対策委員会. 小児の新型コロナウイルス感染症に関する医学的知見の現状. 2020年5月20日. http://www.jpeds.or.jp/uploads/files/20200520corona_igakutekikenchi.pdf

2) 厚生労働省. 新型コロナウイルス感染症の国内発生動向(6月24日18時時点). https://www.mhlw.go.jp/content/10906000/000644185.pdf

3) Elshafeey F, et al. A systematic scoping review of COVID-19 during pregnancy and childbirth. Int J Gynaecol Obstet. 2020;150(1):47-52.

4) Rozycki HJ, Kotecha S. Covid-19 in pregnant women and babies: What pediatricians need to know. Paediatr Respir Rev. 2020 Jun 13. Epub ahead of print.

5) CDC COVID-19 Response Team. Coronavirus Disease 2019 in Children-United States, February 12-April 2, 2020. MMWR Morb Mortal Wkly Rep. 2020;69(14):422-6.

6) Han MS,et al. Sequential analysis of viral load in a neonate and her mother infected with SARS-CoV-2. Clin Infect Dis. 2020 Apr 16;ciaa447. doi: 10.1093/cid/ciaa447. Online ahead of print.

7) Munoz AC, et al: Late-onset neonatal sepsis in a patient with Covid-19. N Engl J Med. 2020;382(19):e49.

8) Schwartz DA, Graham AL. Potential Maternal and Infant Outcomes from Coronavirus 2019-nCoV (SARS-CoV-2) Infecting Pregnant Women: Lessons from SARS, MERS,and Other Human Coronavirus Infections. Viruses. 2020;12(2):194.

9) 日本小児科学会. 2010-2011シーズンのインフルエンザに対する出生後早期の新生児への対応案 平成22年12月1日. 日本小児科学会雑誌. 2010;114(12):2016-8.

10) World Health Organization. Clinical management of severe acute respiratory infection (SARI) when COVID-19 disease is suspected: interim guidance, 13 March 2020. https://apps.who.int/iris/handle/10665/331446

5

新生児への対応

11) World Health Organization. Breastfeeding and COVID-19: Scientific Brief, 1-3, 23 June 2020. Breastfeeding and COVID-19: scientific brief, 23 June 2020. https://apps.who.int/iris/handle/10665/332639

12) CDC. Evaluation and Management Considerations for Neonates At Risk for COVID-19. Updated May 20, 2020. https://www.cdc.gov/coronavirus/2019-ncov/hcp/caring-for-newborns.html

13) CDC. If You Are Pregnant, Breastfeeding, or Caring for Young Children. Updated June 25, 2020. https://www.cdc.gov/coronavirus/2019-ncov/need-extra-precautions/pregnancy-breastfeeding.html

14) 日本新生児成育医学会．新型コロナウイルス感染症に対する出生後早期の新生児への対応について（第3版）．2020年3月23日．http://jsnhd.or.jp/pdf/202000323COVID-19.pdf

15) 日本小児科学会予防接種・感染症対策委員会．新型コロナウイルス感染症に関するQ&A（2020年5月13日更新）．https://www.jpeds.or.jp/uploads/files/20200513_corona_q_a.pdf

16) American Academy of Pediatrics. Clinical Guidance / Newborn Care: Guidance for the care of infants whose mothers have suspected or confirmed COVID-19 :FAQs: Management of Infants Born to Mothers with Suspected or Confirmed COVID-19. Last Updated 07/22/2020. https://services.aap.org/en/pages/2019-novel-coronavirus-covid-19-infections/faqs-management-of-infants-born-to-covid-19-mothers/

17) 日本産婦人科感染症学会．新型コロナウイルス感染症（COVID-19）について：妊娠中ならびに妊娠を希望される方へ（2020/05/25更新）．第10版．http://jsidog.kenkyuukai.jp/images/sys/information/20200526112133-513E115CF9950683BA78242CDEA323EB4689CB6827758DD8B5C87B341507D402.pdf

18) 日本産科婦人科学会，日本産婦人科医会，日本産婦人科感染症学会．新型コロナウイルス感染症（COVID-19）への対応（第四版）．令和2年6月11日．http://www.jsog.or.jp/news/pdf/20200611_COVID-19.pdf

19) 日本新生児成育医学会感染対策予防接種委員会．新型コロナウイルス感染症の母親から出生した新生児の出生後早期の管理経験の報告の募集と情報共有について．2020年5月14日．http://jsnhd.or.jp/info/covid19_warning2.html

（野崎昌俊、和田和子）

6 妊産婦のメンタルヘルスケア

Key Point

☑ 全ての妊産婦がストレスの影響下にあることを前提とするポピュレーション・アプローチが必要である。

☑ 自己質問票などを用いたスクリーニングを行うことで適切な精神面支援を提供し、専門的な治療や支援につなぐ。

☑ 女性が子育てに向けるエネルギーを回復するためには、十分な睡眠時間を確保することが不可欠である。

☑ 女性と家族が妊娠・出産・子育てという生活の変化に適応する過程を支えるのは、わが子への肯定的な絆の感情（ボンディング）であり、その促進のために母親が情緒的・社会的サポートを受け、レスパイトが保証されていることの意義も大きい。

☑ 両親のメンタルヘルス、子育て困難につながる子どもの側の特性や医療面の問題、子育てを通じた親子の交流のあり方の3つの側面から支援のニーズを理解する。

新型コロナウイルス感染症拡大期における周産期精神保健

　周産期は女性と家族にとって新しいアイデンティティへの適応の過程であり、心身の状態やライフスタイルの急激な変化への対処を要請される。妊娠・出産の経験には、時として変化のプロセスがストレスや危機状況ともなる心理社会的脆弱性の側面があるのと同時に、世代間や地域のつながりに支えられながら新たな役割と関係性を獲得していくレジリエンスの側面もある。

　パンデミックの状況下では自粛要請などにより突然の生活の変化を余儀なくされ、差し迫った困窮、心理社会的なサポートの減少や物理的な居場所や精神的な拠り所の喪失などのライフイベントが急増する。感染拡大期には母子の健康に関する不安や怖れが増加するとともに、社会経済的にも生活の見通しの不確実性が増し、持続的なストレスや意気阻喪状態が生まれやすくなる。女性とその家族がこれらの複合した閉塞状況に置かれ、多くの時間を共に過ごすことで、関係性の問題の悪

循環に陥り、ドメスティック・バイオレンスが増加することも懸念される。さらに新型コロナウイルス感染防御の要請で一変した産科の診療現場の非日常的な状況が、妊娠中の女性と家族の日常性と安心感をも脅かしている。このような多重の危機という特異な心理社会的状況に配慮した支援が望まれる。

本項では周産期メンタルヘルスの主要な問題について、パンデミックによって生じた以上のような心理社会的状況を考慮した理解と対応について述べる。

パンデミック下での不安・抑うつ

不安・抑うつは周産期メンタルヘルスにおいて頻度の高い症状であり、早急な治療が必要な重症のうつ病から軽症で一過性の適応障害まで幅広い（**表6-1**）[1]。パンデミックがもたらすストレスフルなライフイベントや社会的不利は、一般人口における不安・抑うつ症状の頻度を高めることが考えられ、妊娠・出産を体験する女性もその例外ではない。カナダにおける最近の調査では、通常時は10数パーセントであった抑うつ状態にある妊産婦の割合が40数パーセントと3倍近くに上昇していることが明らかになった[2]。このため、全ての妊産婦がストレスの影響下にあることを前提とするポピュレーション・アプローチが必要である。

産科および母子保健領域では国内外でエジンバラ産後うつ病質問票などの自己質問票を用いた周産期うつ病のスクリーニングが実施されている。周産期医療スタッフは、これらを活用し、妥当性研究においてエビデンスのある区分点を参考にうつ病に罹患している可能性の高い女性への気づきを高め、さらに重症度に応じたトリアージにより適切な精神面支援を提供し、専門的な治療や支援につなぐことが望まれる（**図6-1**）[3]。

表6-1 周産期精神疾患の発生率

	発生率（妊産婦1,000人対）
産後精神病*	2
慢性の重症の精神疾患**	2
重症うつ病	30
軽度から中等度のうつ病、不安症	100〜150
心的外傷後ストレス障害	30
適応障害や苦痛	150〜300

↑ エジンバラ産後うつ病質問票によるスクリーニング

*　産後に急性発症する
**長期に認められる統合失調症など
［Joint Commissioning Panel for Mental Health. Guidance for commissioners of perinatal mental health servicesより］

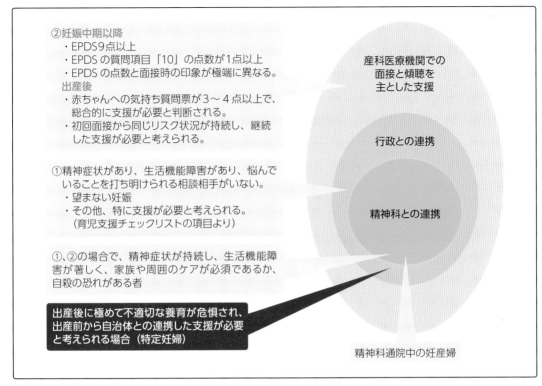

②妊娠中期以降
・EPDS9点以上
・EPDSの質問項目「10」の点数が1点以上
・EPDSの点数と面接時の印象が極端に異なる。
出産後
・赤ちゃんへの気持ち質問票が3〜4点以上で、
　総合的に支援が必要と判断される。
・初回面接から同じリスク状況が持続し、継続
　した支援が必要と考えられる。

①精神症状があり、生活機能障害があり、悩んで
　いることを打ち明けられる相談相手がいない。
・望まない妊娠
・その他、特に支援が必要と考えられる。
　（育児支援チェックリストの項目より）

①、②の場合で、精神症状が持続し、生活機能障
害が著しく、家族や周囲のケアが必須であるか、
自殺の恐れがある者

出産後に極めて不適切な養育が危惧され、
出産前から自治体との連携した支援が必要
と考えられる場合（特定妊婦）

産科医療機関での
面接と傾聴を
主とした支援

行政との連携

精神科との連携

精神科通院中の妊産婦

図6-1 周産期メンタルヘルスにおけるスクリーニングと連携：3つの質問票による継続的な支援と連携の判断

EPDS：エジンバラ産後うつ病質問票

事例

　Aさんは2回目の妊娠を初産の時よりも気持ちのゆとりを持ちながら迎えたが、妊娠中期に切迫早産の治療で入院することとなった。胎児のリスクについての告知にショックを受けるとともに、児の治療に関する夫の態度が消極的に見えたことにひどく傷ついたが、そのことを十分に話し合う時間を持てなかった。折しも緊急事態宣言下の医療体制で、付き添いや面会が制限される中でベッド上の安静が求められるという二重の制限下での治療となった。

　入院中は早産の不安や緊張と同時に、気持ちを打ち明ける家族が身近にいない孤立感を体験した。出産後、赤ちゃんと対面し、経過観察のため赤ちゃんがNICUに移ると同時に産後の病棟でベッドに沈み込むような強い脱力感に襲われ、子育てをしていけるのかという不安にかられ、このような出産になってしまったことで自分を責めた。血圧など体調が不安定なため入院が長引き、自宅で待っている第一子に対しても自責感を持った。赤ちゃんの退院後は第一子と同じように母乳育児をしたいということが頭を離れず、睡眠を十分にとれないことが続いた。助産師外来でもエジンバラ産後うつ病質問票で高得点であり、スクリーニング後の面談で育児や自分の健康への不安や焦りの訴えが強かったため、精神科へのリエゾン・コンサルテーションとなった。NICUの赤ちゃんへの面会に合わせた面接では、入院中に体験した不安と孤立感が今でも身体感覚で残っていること、

6

妊産婦のメンタルヘルスケア

家にいても自分はそこにいない感じがして、そんな母親に第一子も不安なのか赤ちゃん返りが極端で、子どもの泣きへの苛立ちと自分を責める気持ちとの間で揺れ動くことを語った。母乳が気になって眠れない日が多かったため、漢方薬を処方するとともに呼吸法の練習をしてもらった。産後健診では不安や身体違和感の頻度は減り、第一子も自粛解除で保育園に行けるようになって落ち着いてきたので育児の焦りは緩和した。

　一方で、昼間の一人になる時間に自分を責めるような考えを反芻し、涙もろく家事が手につかないことが続いていた。ネガティブな考えにはまったときに切り替える方法について話し合った。助産師や精神科医、公認心理士に電話をすることは合理的な考えに戻るのに有効であった。また家族と出かけたり、親戚と会ったときには普段の自分になっていたこと、ママ友たちと会っているときは気分が上がったが、一人になったときに境遇の違いに沈んでしまったことを振り返った。

　その時々にできる行動でリラックスした気分になれることを工夫しながら、無理のないペースで対人交流も広がり、いつもの自分と違う身体感覚にとらわれることも少なくなった。今後に向けて夫婦面接を行ったところ、否定的に見えた妊娠中の夫の態度の背景にあった将来への不安について打ち明けがあり、誤解がとけた。家族が互いにありのままの気持ちを話せる安心感があると、否定的な気持ちを切り替えやすくなることや、赤ちゃんが退院した後の2人の育児とメンタルサポートのために訪問看護を導入することを話し合った。

不安・抑うつ症状への対処

　周産期の不安・抑うつ症状の経過や重症度はさまざまである。急性のストレス反応としての不安や抑うつ症状に対しては、ストレスへの心身の反応についての心理教育を行う。その機会を通じて女性が自分自身に何が起こっているかがわかるとともに、理解を共有した周囲の対応で共感的に受け止められることで安心感をもってストレス状況に対処でき回復していく。しかしながら、想定外のストレス状況の中には自分の理解やコントロールの及ばない無力感や孤立感が生じる場合もある。一過性のストレス反応を超えた心的外傷体験となり、時間が経過しても当時と同じ感覚がよみがえり、自分のせいでこのような事態を招いてしまった、自分以外の誰にも理解されず助けも求められないだろうといった不合理な否定的認知を伴うようになる。また不安・抑うつ症状が長期間続いていると、自尊心の低下や自責傾向、悲観性や回避的行動が増し、日常の生活習慣や対人関係にも支障が生じる。

　メンタルヘルス支援の導入にあたっては、不安や抑うつ感を誰もが体験するというノーマライゼイションが基本となるが、周産期の女性の多くが育児疲労や睡眠不足の中にあるため、スタッフの過剰な熱心さや楽観性を与えようとしての助言は苦痛を理解されていないことと受け止められる場合もある。特に中等症や重症の場合には、過度に一般化、楽観視せずに、苦痛の程度や経過、身近にサポーターがいるかなど、個別の状況と多様なニーズに注目する必要がある。

　軽症例や支援の導入時には、ポピュレーション・アプローチとして共感的な傾聴を基本とする継続的なサポートの提供が基本となる。支持的なサポートがあることを認識することは、安心感や肯定的な自己認識につながり、生理的なストレス反応が緩和し、セルフケアの動機づけを高める。過去や未来についての悲観的な考えを反芻していることに気づき、自分を責めるような捉え方から、

ありのままの自分を肯定的に受け止め、完璧を求めずに、さまざまな負担や問題を周囲と共有することをためらわないように勇気づける。

　コロナ禍での感染不安や自粛などの社会的メッセージにより回避的行動が極端になり精神的にも孤立してしまったり、生活に支障が生じている場合には、外出を控える中でも孤立しないように、SNSやビデオ通話、Skype、Zoomなどを用いて連絡を取り合い、自粛中であっても外出のための身づくろいや着替えをするなど、慣れ親しんだ生活習慣を部分的にでも維持する行動活性化を生活に取り入れる。

　さらに中等症から重症例や継続支援例では、ストレス対処を目的とするリラクセーションやマインドフルネス・アプローチ、社会的サポートの獲得に向けて、その障壁となる対人関係の問題への対処スキルに焦点を置く対人関係療法や、不安・抑うつ症状に焦点を当てた認知行動療法的なアプローチなどによる専門性の高い方法まで、個別のニーズに応じて介入を行う[4]。

睡眠の問題とその対処

　睡眠の問題は、妊娠中の女性の約80％、特に妊娠後期に多く見られる。これらはQOLを損なうだけでなく、不安障害やうつ病の発症要因でもある。長期的な視点からも、睡眠の質が女性の心身の健康のみならず、子どもの成育にも影響を与えることが示されている。周産期という子どもの成長の重要な時期に女性が子育てに向けるエネルギーを回復するためには、十分な睡眠時間を確保することが不可欠である。最適な睡眠は女性の気分を整え、日中の精神的エネルギーを増し、生活全般を建設的なものにする。コロナ禍では睡眠の量と質が免疫系をサポートし、感染リスクを軽減するという意義もある。ことにパンデミックの状況では、生活におけるコントロールの喪失や不確実性の感情が生じ持続する。慢性的なストレスは、心理的な警戒状態や生理的な覚醒レベルの上昇などの影響を与え、リラックスして入眠するルーチンを妨げる可能性がある。パンデミック下で求められる行動変容によって、日常生活の制限やソーシャル・ディスタンスによる対人関係の変化、余暇の過ごし方までもが変化している。これらの要因が睡眠障害のリスク要因となる可能性がある。

　サーカディアンリズムを安定させるために、起床時間を一定にする、日中の短時間の仮眠、睡眠を取ることができるように環境を整えること、就寝前のクールダウンのための新たな生活習慣などの工夫が望ましい。スマートフォンやタブレット端末などIT機器は新型コロナウイルス感染症の安全に関する情報収集など有用なものであるが、ソーシャルメディアの情報に過度に没頭し、長時間視聴することは睡眠－覚醒リズムを乱すことにつながりやすいため、注意が必要である。

向精神薬治療

　メンタルヘルスの問題の治療や支援を受けていた女性の多くが、周産期に治療を中断している実状が国内外で懸念されている。さらに新型コロナウイルス感染症拡大期には、医療機関の受診の制限などによるアクセスの困難も加わり、中断のリスクはさらに高まっている。精神疾患の多くで治療中断が再発や増悪につながるリスクは高く、双極性障害や反復性うつ病の女性では、妊娠中から産後6か月までに半数が再発するとの報告がある。このため母体と胎児の十分なモニターのもとで、治療を継続しながら処方内容や服薬方法の調整を行う必要がある。

6

妊産婦のメンタルヘルスケア

治療中断の理由には、周産期における生活の変化や胎児・新生児への薬物療法のリスクの懸念、あるいは治療のニーズへのパートナーや家族など周囲の理解の不足などがある。近年の向精神薬治療で用いられるほとんどの向精神薬が、胎児における器官形成の異常、新生児合併症、乳幼児期の発達の転帰との関連についての大規模データベースに基づき、安全性についての十分なデータはないものの、禁忌とするべきエビデンスも乏しい、「相対禁忌」として位置付けられている。すなわち、向精神薬治療がもたらすと想定される利益が上記の児へのリスクの可能性を上回る場合にのみ推奨される。

　希死念慮が強く自傷や自殺企図が懸念される、あるいは混乱状態で生活が困難となり入院管理が必要となる精神病状態など、重症例での判断は比較的容易であろう。一方、軽症から中等症で、向精神薬治療以外の代替となる心理療法や社会的支援の選択肢がある場合の再発予防の意義も含めた薬物療法の選択についての意思決定は、リスクとベネフィットについての十分なリスクコミュニケーションが必要となる。周産期の女性の多くは胎児へのリスクに意識が焦点づけられる一方、自分自身の心身の健康については等閑にしやすい。実際には、治療しないことによる女性自身の心身の健康リスクは、胎児や新生児の成育のリスクにつながることも十分に説明される必要がある。母親、子ども、母子という3つの視点からの治療のベネフィットとリスクについて、女性本人のみならず出産と育児を共にするパートナーや家族に代替の治療や支援についての情報を含めて共有し選択するShared Decision Makingの姿勢が求められる。

周産期に見られやすい精神疾患

　不安・抑うつ症状以外にも、周産期の生物（Bio）・心理（Psycho）・社会的（Social）な状況と結びついて発症し、出産や育児にも影響を及ぼしやすい精神疾患がある。コロナ禍における感染防御の一環として、それぞれの疾患に対する適切な理解と対応とともに、必要な治療や支援へとつなぎ提供することが望まれる

強迫性障害

　不快な観念やイメージ、衝動（強迫観念）が繰り返し浮かび、意味がなく止めたいとわかっているのに行為（強迫行為）を繰り返してしまい、生活に支障が出る場合、強迫性障害と診断される。発症頻度は女性の方が若干高く、女性では周産期に発症する事例が多いことが明らかになっている。強迫観念や行為には疾病や不潔、不運な事故・災害に関するものが多いが、コロナ禍において感染防御が重視され、生活の変更を余儀なくされる不確実性の高い状況では、そうした観念や行為は生じやすくなっている。この意味では、異常な状況における正常な反応である場合もある。治療が必要な精神障害であるかどうかは、その不合理性と生活機能障害の程度に基づく。例えば、通常は1日に頻回の手洗いを行ったり外出のたびに服を着替え、シャワーを浴びるなどは過剰な潔癖症と見なされるが、コロナ禍の感染蔓延期や感染リスクの高い環境で仕事や生活をしている人にとっては合理的な予防策と言えるだろう。しかしながら、次第に観念や行為の生じる回数や時間が増し

て、家事や育児に支障を来し、睡眠時間が短縮し疲弊していく場合には、それを軽減する必要がある。

　認知行動療法に基づく指導として、コロナ禍で合理的なものとして推奨されている生活習慣を支援者と共に確認した上で、個別に承認しやすい明確なルールや基準を設け、チェック表やタイマーで見えやすくすることで、強迫的な思考や行動に没頭しにくい環境作りをする。不合理な考えを自ら識別しやすいように名付け、気づいたときには中断し、耳を傾けずに他の活動に切り替える練習をする。また周産期に生じやすい強迫観念として「子どもを傷つけてしまうかもしれない」という内容があるが、これらは程度の差はあるが70〜100％の新米の母親が経験するものであり、このような考えを持つことに罪悪感や母親としての自尊心を失わないように助言することができる。苦痛や生活上の支障が大きい場合には専門家による認知行動療法や向精神薬治療の適応となる。強迫性障害ではセロトニン再取り込み阻害約（SSRI）の有効性のエビデンスが認められている。すでに服薬や認知行動療法による治療を開始している場合は主治医に相談し、自己判断で治療を中断しないことが望ましい。

パニック障害

　急な不安とともに具合が悪くなり、気が遠くなる、息苦しさなどの症状が急激に高まるパニック発作は、妊娠中に新たに発症する頻度は低い一方、出産後は発症しやすくなる。パニックや不安症状は妊娠前期の悪阻や妊娠後期の息苦しさなど妊産婦が経験する体調の変化と類似している側面があり、救急受診患者の鑑別診断の一つでもある。また発症後は、パニック発作の再発を恐れる「予期不安」により過剰な体調不安に基づく自己チェックや外出を避けるようになる回避的行動が見られる。中枢刺激作用により不安感を誘発しやすいカフェインを含む飲料の摂取を適度にコントロールし、適度な解放感のある場所での呼吸法やリラクセーションの習慣を作る。SSRIが主な治療薬であり、抗不安薬については心理的依存性が形成されやすく物質依存につながるため、妊産婦向けの多くのガイドラインで適応外となっている。現在治療中の場合は中断しないことが他の疾患と同様に重要である。

産後精神病と双極性障害

　産後精神病は稀ではあるが、産後48時間から2週間以内と出産後早期に急激に発症する。混乱や興奮、失見当識など意識障害を示唆する症状や、まとまりない言動などの思考障害、幻覚妄想などが見られる。幻覚妄想は出産や乳児に関連するものである場合も多い。

　双極性障害では高揚した気分、または口論や喧嘩につながる易怒的な気分とともに不眠や過活動を示す躁状態と抑うつ状態が交代する。周産期、特に出産後は躁またはうつ状態が急激に悪化するリスクがある。

　いずれも重症化した場合には薬物療法と行動管理を十分に行う必要がある。産後精神病や双極性障害の躁状態やうつ状態の既往歴、特に以前の妊娠・出産時にエピソードがある女性では再発のリスクが高いため、治療中断を避け、妊娠中は入院管理のできる産科・精神科を有する総合病院などの医療機関との連携が必要である。出産後、地域での子育て中についても精神科のかかりつけ医や

6

妊産婦のメンタルヘルスケア

精神科救急システムといった急性増悪時の連絡先などの安全プランを家族と共に確認しておくことが望ましい。

コロナ禍における子育て支援

　新型コロナウイルス感染症が妊娠経過や胎児・乳幼児の発育に与える影響についての不安・心配を多くの妊産婦が抱えている。そのような中で女性と家族が妊娠・出産・子育てという生活の変化に適応する過程を支えるのは、わが子への肯定的な絆の感情（ボンディング）である。絆の感情は超音波画像を通して胎児の姿を見たり、鼓動を聞いたり、胎動を感じる体験、そして出産後のスキンシップや授乳などの関わり合いを通じて育まれていく。

　しかしながら、子どもへの特別な絆の感情を感じるタイミングや強さには個人差があり、変化の過程も多様である。先述のメンタルヘルスの問題やそれぞれの生い立ちや現在の境遇、母子分離などの周産期の医療状況からも影響を受ける。絆の感情がゆっくりと発展していく親もおり、当初は期待していた肯定的な感情が持てず、つながりの感覚が希薄で疎外された感情を抱いている場合もある。赤ちゃんの泣きに強い苛立ちや拒絶感を覚えたり、絶え間ない世話に追い詰められ閉塞感がエスカレートしていく場合もある。パートナーや親族の共感的理解と育児への協力によるレスパイト（息抜き）が不適切養育につながる心理的危機を乗り越える資源となる。保育園に預けることは就労を可能にして生活を支えるだけでなく、母親によってはレスパイトの意義も大きい。そうした親にとって、新型コロナウイルス感染症拡大により保育園の利用が困難になることで24時間の子育てに圧倒されてしまう可能性がある。さまざまなアウトリーチの手段によって、母子に寄り添う支援を提供することが求められる。

親子の絆が母親と家族のメンタルヘルスを支える

　WHOはコロナ禍中の子育て（ペアレンティング）に対する提案として、以下のような項目を提唱している[5]。

①子どもと一対一の時間を作る。

②ポジティブさを保つ。

③大人が生活を新たに構造化する。すなわち生活時間／清潔行動／安全な距離について子どものモデルとなる。

④落ち着いて自分のストレスに対処する。

⑤新型コロナウイルス感染症について子どもや家族と話し合う。

　コロナ禍中を通じて子どもとの肯定的な絆を育んでいく過程が、周産期メンタルヘルスにおけるレジリエンス（回復する力）を家族や地域社会が獲得していくことにつながる。

育児困難への多職種連携による支援

　特定妊婦とは、妊娠中に家庭環境に困難を抱え、出産後の育児困難が予想される妊婦であり、児

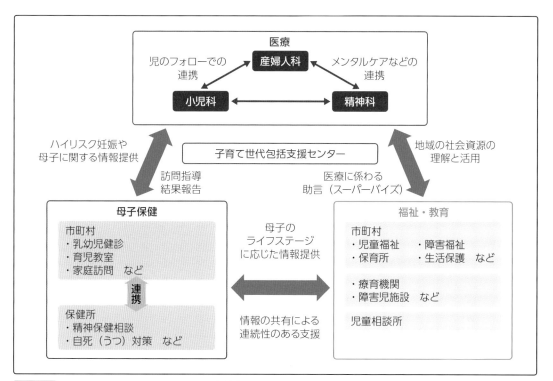

図6-2 メンタルヘルスケアにおける地域ネットワークの重要性

童福祉法に基づき養育支援訪問事業や要保護児童対策地域協議会を通じた支援の対象となる。その多くが社会経済的理由のみならず、親子の絆の形成が阻害され育児困難に陥っている。児童福祉法では子どもの側からも、保護者の養育を支援することが特に必要と認められる児童として、要支援児童という定義がある。このため親のメンタルヘルス、子育て困難につながる子どもの特性や医療面の問題、子育てを通じた親子の交流のあり方の3つの側面から支援のニーズを理解する必要がある。3つの側面に関わる多職種が連携することで、効果的な介入や支援が可能になる。多職種連携の要となるのは、医療機関では医療ソーシャルワーカーや助産師、精神科リエゾン・ナースなどのスタッフである。地域の側では母子保健や精神保健担当の保健師がアウトリーチの起点を担い、産後ケア施設や精神科訪問看護などの母親側の受け皿、育児支援ヘルパーや要保護児童対策地域協議会など子どもの側の見守りの受け皿との連携の調整を行うことになる。このようなハイリスク・アプローチの一方で、全ての女性と家族のメンタルヘルスのニーズにも多職種で対応する窓口として、子育て世代包括支援センターの機能の拡充が目指されている（**図6-2**）。

医療スタッフのメンタルヘルス

　新型コロナウイルス感染症拡大の禍中で感染防御の最前線にいる医療スタッフを英雄視し、その労をねぎらう風潮がある。しかしながら専門的な知識とスキルに裏付けられていても、メンタルヘルスケアは当事者の視点からの共感と傾聴を用いてなされる感情労働でもある。医療スタッフもま

た、妊産婦が経験するストレス状況に身を置いて不安や喪失感、無力感の体験を共有していることは等閑にされがちである。バーンアウトや共感疲労がスタッフに生じることは必然と想定して、心理的ケアの機会を定期的に提供することが望ましい。その内容はサイコロジカル・ファーストエイドに示されているような安心と安全の感覚を共有し、肯定的な見通しを持つことによる安定化を目指し、周囲のサポート源との関わりを促すような現実的な支援であることが望ましい。それらはコロナ禍で私たちが妊産婦とその家族に提供しようとしているメンタルヘルスケアの内容と正に一致している。

おわりに

　新型コロナウイルス感染症拡大とその感染防御の対策がメンタルヘルスに与える影響の否定的な側面とその対処を中心に述べた。縦断的かつマクロの視点からは今後、孤立状況や閉塞状況にとどまらない新たな日常の肯定的な側面が見いだされていくかもしれない。ソーシャル・ディスタンスに対応した新たな生活様式の創出により、周産期の母子の心理社会的リスクとニーズが可視化されることで、ICTなどを活用したスクリーニングやアクセスの手段の開発が進み、社会的サポートを提供するさまざまなアウトリーチの受け皿が地域に実装されるプロセスが加速することが期待される。

引用参考文献

1) Joint Commissioning Panel for Mental Health. Guidance for commissioners of perinatal mental health services. https://www.jcpmh.info/resource/guidance-perinatal-mental-health-services/ [2020.07.27]
2) Davenport MH, et al. Moms Are Not OK: COVID-19 and Maternal Mental Health. Front. Glob. Womens Health. 19 June 2020. doi.org/10.3389/fgwh.2020.00001
3) 日本産婦人科医会. "妊産婦メンタルヘルスケアの実際". 妊産婦メンタルヘルスケアマニュアル：産後ケアへの切れ目のない支援に向けて. 東京, 日本産婦人科医会, 2017, 23-4.
4) エイミー・ウェンゼルほか. 周産期のうつと不安の認知行動療法. 横山知加ほか監訳. 東京, 日本評論社, 2018.
5) Parenting for Lifelong Health. https://www.covid19parenting.com/japanese

（山下　洋）

「コロナ疲れ」で不安を感じる妊産婦や母親を支援するリーフレットを作成しました（p.171）。ダウンロードしてご利用いただけます。また、皆さんの施設、地域の状況に応じてアレンジしてお使いください。

7 立ち会い分娩、里帰り分娩の工夫

Key Point

☑ 経験のない感染恐怖の中で、ほとんどの意思決定は現場での判断に委ねられる。その場合、accessibility（身近で）、capability（効率的で）、feasibility（実現可能で）、affordability（手頃な価格で）、equitability（公平な）、のすべてを満たしていることが妥当性を保証する。

立ち会い分娩

☑ 妊婦・家族または医療者の感染が強く疑われない段階では、感染防御は標準的なものでよいが、効果のない代替品の使用は不可である。

☑ 妊婦・新生児のみならず職員の感染防御を考えた場合、立ち会い分娩の可否やその形態は、地域の感染状況と各施設の人的施設的特性や物品の充足を鑑みて決定される。

☑ 標準的な感染防御物資が不足する場合には、立ち会い分娩が不可能となるが、その場合はLINEやSkypeなどのコミュニケーションアプリを用いて「遠隔立ち会い」とすることで妊婦の孤独感を軽減し、家族の不安感も軽減することができた。また、お産特有の急な医療方針の転換においても理解は得やすかった。

里帰り分娩

☑ 里帰り分娩の推奨ルールにある「里帰り分娩の中止」「2週間待機」の理解が得られないことが少なからずあった。

☑「感染恐怖」の中での里帰り分娩では、医療者側による妊婦差別が起こらないような配慮が必要である。

☑ 政府や学会などの推奨を参考にしつつも、同時に家族の絆の維持を優先するべきである。

はじめに

2020年1月6日に日本で最初の感染患者が報告されて以来、6月上旬までは、診断のための簡易検査が普及せず、治療法もない中で、妊婦や家族にはいわゆる「感染恐怖」が蔓延した。2月1日に新型コロナウイルス感染症（COVID-19）が「指定感染症」とされたことで、医療者は「濃厚接触」による自身の「隔離措置」を意識せざるを得ず、また、医療施設運営者には「クラスターの発生」「診療停止」をいかに防ぐかの決断が求められた。

病院・診療所の事業継続を目的とした診療拒否が患者応召義務を上回るかのような議論が声高になされる一方で、妊婦自身はより孤独となり、より不自由な立場に置かれたとも言えよう。

松田母子クリニックでの基本方針

2019年度の分娩件数が725件の分娩取扱有床診療所として、地域医療における分娩取扱機能維持を最優先とし、その中で提供できるサービス内容を取捨選択することにした。埼玉県所沢市は首都圏でもいち早くクラスターが発生したので、もし当院が保健所から診療停止の指示を受けてしまった場合、妊婦のみならず地域に多大な迷惑をかけるものと考えた。

表7-1に示すごとく、4月3日に地域保健所の予防推進担当者に「医療従事者の曝露のリスク評価と対応」について確認した。この確認事項を遵守することにより、万が一、分娩後に新型コロナウイルス感染症患者の存在が判明しても診療所閉鎖は免れると判断された。**表7-2**に示すごとく、4月4日より医療者の感染防御を強化したが、マスクなどの感染防御品の供給は途絶え、在庫も2週間程度とおぼつかない状況になった。よって、それまで行っていた立ち入り者へのマスク提供を中止するとともに、大幅な施設内への立ち入り制限を設けることにした。

立ち会い分娩の中止

1970年代後半から立ち会い分娩はわが国に導入され、その効果は妊婦−家族のみならず、妊婦−医療者、家族−医療者、医療者−医療者の間にも良好であるとされてきた。当院では2011年の開業以来、原則として夫、子を含む家族の立ち会い分娩を受け入れており（HCVなどは感染防御品着用1名のみ、インフルエンザでは禁止、帝王切開は原則夫のみ）、当院でのお産を特徴付けるものの一つとしてきた。

したがって、当院での分娩予約においては「立ち会い分娩ありき」の医療契約が結ばれていると理解するべきであり、当院側の都合で一方的に制約を加える場合には相応の正当性が求められると考えられた。当初より院内感染対策委員会を立ち上げているが、今回の新型コロナウイルス感染症流行に際しては組織を拡大し、新型コロナ対策会議を定期的に開催し、感染防御策を決定した。全

職員・関係者に理解を求め、患者・家族に周知して協力をお願いした。

国による緊急事態宣言が発出されたことをきっかけとして、**表7-2**に示すごとく、4月8日から6月14日まで「立ち会い分娩」を中止する判断をした。

立ち会い分娩を中止した理由は、①地域の感染拡大（所沢市の感染者累積約150人／5月末）、②感染防御品の不足（マスク、ガウン、キャップ、手袋、アルコール）、③緊急事態宣言の発出、である。

さらに、埼玉県が特定警戒都道府県に指定されたことを考慮し、4月18日から5月25日まで、分娩室、陣痛室を一般エリアと区別した。患者と長時間密接に関わる助産師の感染を特に恐れたからである。なお、ビニールシートは消防法上の問題があることと拭き取り消毒が煩雑なため使用しなかった。

表7-1 保健所への確認事項

確認事項：医療機関における新型コロナウイルス感染症への対応について
　　　　　医療従事者の曝露のリスク評価と対応
担当者：保健予防推進担当
確認日：2020年4月3日

1. 保健所の指導の根拠となるガイドラインはあるか？	「医療機関における新型コロナウイルス感染症への対応ガイド　第2版改訂版 (Ver.2.1)」(2020年3月10日、日本環境感染学会)
2. 上記ガイドラインp.13、表1「医療従事者の曝露のリスク評価と対応」について ①患者着用の「マスク」の定義はあるか？	①サージカルマスクのみ可（ガーゼマスクは着用と見なさない）
②医療従事者の「眼を覆う防護具」の定義はあるか？	②・ゴーグル／アイシールド／フェイスガード…サイズ、密閉性の規定なし。ただし飛沫感染予防対策を講じることができると判断されるもの。 ・眼鏡…ゴーグルの代替となるかは形状により個別対応。 　飛沫感染予防対策を講じることができると判断されるものであれば代替可と判断する場合あり。 　（例）花粉症用の大きなサイズの眼鏡→望ましい。 　　　　レンズが小さく眼が覆われていない眼鏡→望ましくない。
③接触時間「長時間：数分以上」の目安はあるか？	③3分以上を目安とする。
3. 受診患者が後日コロナ感染陽性確定と判明した場合、濃厚接触者の調査期間はいつか（何日前までさかのぼって調査するのか）？	現在の保健所の規定では、患者の症状発現日より感染力ありと見なし、症状発現日以降を調査対象とする。 発症前に受診した際の接触については調査対象外とする。 発症日：発熱、咳症状などの呼吸器症状発現日とする場合が多い。 　　　　ただし、今後は下痢や味覚・嗅覚異常発現日も対象となる可能性あり。 　　　　日中受診→同日の夜間発症の場合は（日中受診時症状がなかった場合でも）調査対象となり得る。
4. 「新型コロナウイルス感染症が疑われる者の診療に関する留意点について」(令和2年3月11日。厚労省新型コロナウイルス感染症対策推進本部)の解釈について	診察した患者が新型コロナウイルス感染症患者であることが後に判明した場合であっても、標準予防策であるサージカルマスクの着用と手指衛生の励行を徹底し、感染予防策を適切に講じていれば濃厚接触者には該当しない。 この場合の標準予防策にはマスク以外（眼の防具、ガウン、手袋）は必須と見なさない場合あり（ただし、検体採取やエアロゾル発生の可能性のある手技を実施しない場合）。

表7-2 松田母子クリニックにおけるCOVID19対策の経緯

2月13日	• マスク着用は小児科病児・産婦人科発熱患者対応者のみ(マスク入荷見込みがなくなったため)
3月2日	• 患者対応スタッフはすべてマスク着用へ変更(1,500枚のマスク入荷) • スタジオ・小児科・産科に常設されていたおもちゃ・ぬいぐるみを撤去 • 病棟面会の制限(家族のみ) • スタジオプログラム　閉室
3月5日	• トイレ設置のエアジェットの使用中止
3月24日	• 外来の手洗い場に設置しているベルコム®ローションを撤去し、入口の消毒に集中させる。 • 保湿剤入りのベルコム®ローション入荷見込みなしのため、体温計の清拭をエコ消エタ®消毒液に変更。各所、環境消毒用にエコ消エタ®消毒液を設置
3月25日	• 面会者はできるだけ少人数にしてもらう。 • 1回の面会時間は30分程度でお願いする。 • 出産立ち会い者の検温実施 • 面会時のマスク着用必須(小児用サージカルマスク配布許可) • 面会者のラウンジ使用禁止 • 患者朝食は継続するが、食事後は帰室を促す。
4月4日	• 院長・副院長・外勤医師のマスク着用必須(不織布マスク16,000枚発注) • ネブライザーの中止 • 小児科病児・産科有熱者の診察時はガウン・アイシールド着用 • 主訴が発熱・咳の患者は感染待合へ誘導
4月7日	• 職員の発熱(37.5℃以上)が2日間持続した場合、解熱後3日間は自宅待機を指示

緊急事態宣言発令

	◎緊急事態宣言を受けての感染予防策	
4月8日	• 入院	面会禁止 分娩の立ち会い中止 リラクゼーションの中止 食事はすべて部屋食へ変更 入院中もマスク着用を促す(分娩時は除外。職員と対面するときには着用必須)。
	• 外来	産科・婦人科を完全予約制へ 診察の付き添い禁止 小児科の病児受け入れ中止 マスク着用(持参なしの患者には紙マスク配布) 受付時、受診者全員の検温実施 子宮卵管造影の中止
	• 職員	ラウンジ食(昼食)は短時間で済ませ、昼食中の会話は注意する。
4月11日	• 環境消毒用ルビスタ®を採用、清掃に使用開始	
4月14日	• 環境消毒用ルビスタ®を患者退院後のタブレット端末タッチパネルの清拭に使用開始	
4月15日	• 手指消毒用ウィル・ステラVを採用、小児科外来(5診・6診のみ)に配置(ベルコム®ローションの代替として)	

特定警戒都道府県に指定

	◎特定警戒都道府県指定を受けての感染予防策
4月17日	• ゾーニング開始、不織布マスク16,000枚入荷、全職員に1人50枚配布 分娩室2、分娩室3、陣痛室を一般エリアと区分分けする。入室時は、マスク・ガウン・手袋・アイシールド着用
4月18日	• 待合室設置の本、パンフレットを撤去 • マスク未着用の外来受診患者に配布するマスクを紙マスクから小児用サージカルマスクに変更

(次ページへ)

(前ページから)

4月24日	• 窓口対応スタッフはゴーグル着用必須
4月25日	• 受付時の検温は非接触型体温計使用に変更 非接触体温計で37℃以上の場合、腋窩で実測。実測で37.5℃以上で外来看護に連絡
5月1日	◎日本産婦人科医会発信(令和2年4月20日付)産婦人科診療における標準感染予防策に基づく当院での予防策実施 • 経腹超音波プローブおよびNSTトランスデューサーを午前・午後の診療後ルビスタ®で清拭 • 経腟超音波時に着用するガウン・エプロンは納品の目途が立たないため半そで白衣を着用、毎日洗濯する対応とする。 • 37週、助産科での内診は実施しない。 • 診察後の腟分泌液の付着した廃棄物は感染性廃棄物として扱う。 • 外来で長時間となる診察の場合は、ゴーグル着用とする(眼鏡での代用可)。 • 分娩室の汚染は分娩ごとに次亜塩素酸ナトリウム溶液で清拭する。
5月15日	• 分娩室のゴミの分別変更 すべて医療廃棄物容器でなく体液の付着したもののみMSBOXとし、可燃、不燃ごみ箱設置
5月20日	• 手指消毒用ヒビスコールSHを採用、患者・出入業者用に使用 病棟201〜212病室、患者・業者出入口、外来採尿室に配置(ベルコム®ローションの代替として)
5月22日	緊急事態宣言解除後の当院の対応検討会

5月25日緊急事態宣言解除

5月26日	• ゾーニング解除。ただし、分娩室・OPE室のPPEは継続 • 分娩後、分娩室・回復室での面会許可(大人1人、15分以内) 面会者は、マスク・カッパ着用、検温実施 • 褥婦の延泊可 • スタッフのゴーグル着用任意。ただし、15分以上の接触時は着用 • 4D外来再開 • 医師指示枠に婦人科の予約も許可 • 外来付添限定で許可(介助者、通訳、保護者) • 母親学級再開(少人数制) • 産後リラクゼーション再開(1人ずつ・各部屋にて) • スタジオプログラム一部再開(マタニティヨガのみ) • タイムカードへの検温記録中止
5月30日	• 納品業者の2F収納場所までの立ち入りを許可 • ゴミの分別をコロナ対策以前に戻す。
6月1日	• 母親学級、妊婦エクササイズクラスを少人数で再開 • まつぼっくり会、産後エクササイズクラスをZOOMで再開
6月15日	• 大人1名の分娩立ち会い再開。マスク・ガウン着用、検温実施、手指衛生。分娩前後1時間を目安 外来待合で待機の場合、入館許可証を掲示 • 外来受診者全員の検温中止。マスクのできない子どもは問診、体調不良の受診者は検温を実施 • 外来診療の付き添い者に許可証の掲示

タブレット端末を用いた「遠隔立ち会い分娩」の提案

　立ち会い分娩を中止する以前の経腟分娩において、入国できなくなった外国にいる夫と妊婦がタブレット端末でSkypeやLINEによる「遠隔立ち会い分娩」を試みた症例があり、驚きとともに大変良好な感触を得ていた。

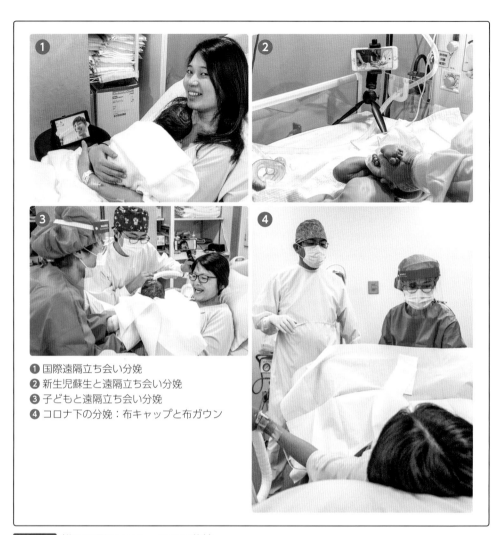

① 国際遠隔立ち会い分娩
② 新生児蘇生と遠隔立ち会い分娩
③ 子どもと遠隔立ち会い分娩
④ コロナ下の分娩：布キャップと布ガウン

図7-1 松田母子クリニックでの分娩

　4月8日に立ち会い分娩を中止するにあたり、分娩室に端末固定スタンドを準備し、「遠隔立ち会い分娩」が可能であることを周知した。妊婦が分娩室にスマートフォンやタブレット端末を持ち込むことを推奨し、家族とつなぎながらお産を共有できるようにした。立ち会い分娩を中止した4月8日から6月14日までの間で、当院での経腟分娩127名の中の希望者にはこの方法が適用され、帝王切開の18件では看護職員が夫の代わりに術中動画を撮影した。

　当院では実に多くの方が端末越しに立ち会い分娩を経験することになった。短時間ながら立ち会い分娩を再開した6月15日以降も、遠隔立ち会い分娩は並行して行われることとなった（図7-1）。

　当院での物資の確保がより潤沢であれば、この期間中でも十分な感染防御品を家族に提供できた可能性がある。妊婦・家族に対して「立ち会い分娩中止」で大変迷惑をかけてしまったことを申し訳なく思っている。その一方で、今後、感染防御の観点から、遠隔立ち会い分娩のより良い方法を

研究する価値があると考える。

里帰り分娩

　日本産科婦人科学会・日本産婦人科医会が発出した、4月7日付「急な帰省分娩の検討を避ける」に加え、4月16日付「帰省分娩の中止を考慮してください」の文書の影響で、里帰り分娩の中止を考慮する妊婦が全国的に散見された（**表7-3**）。当院では4月から6月の間に里帰りを中止した妊婦は里帰りを予定した36名中5名であった。

　当院では原則、里帰り分娩はこれまで通り妊娠34週6日まで受け入れることとし、帰省後の2週間の自宅待機はお願いしなかった。①健康な働く妊婦の多くは産休まで働く権利があり、目下の状況は妊婦の働く権利を抑制するべきレベルとは発表されていなかったこと、②有熱有症状の妊婦は2日をめどに速やかに帰国者・接触者相談センターに連絡し検査を受けるべきであるから無為に2週間を過ごす必要はないこと、③無症状の妊婦はむしろ早めに来院していただき、切迫早産を含む妊娠合併症の検査、選択的帝王切開の必要性の有無、DVやメンタルヘルスの評価などを施行し、バースプランについての相談を開始することで、安心できる出産の準備を始めたほうがよいこと、④患者と医療者がマスク・手指消毒などをした上でさらに環境消毒をきちんと施行すれば感染することは考えにくいこと、といった理由からである。

　もちろん、この判断の大前提に、当院では、元々感染者専用入り口を設けており、消毒・換気の徹底しやすい状況にあったことがある。加えて、常に訪問を前提に助産師外来における問診を行っているので、実家における感染リスク評価がしやすい側面もあった。緊急輸入した不織布マスク16,000枚を全職員と希望の患者に提供することで、少なくともマスクはあるという安心感を共有できたことも影響している。ただし、この間、ヨーロッパ、ロシア、北米からの帰国妊婦は自発的に2週間自宅待機した上で当院を受診された。

　2020年6月末までの間、当院での妊婦健診中に新型コロナウイルス感染症の可能性が疑われたのは2名であり、1名はアフリカ系外国人で気管支炎症状が遷延し、ジスロマック®が著効した（当院感染外来にて防護服、ゴーグル、手袋着用の上で診察）、もう1名は嗅覚の低下を電話で訴えたので、そのまま保健所に連絡し、PCR検査を受けた上で陰性の判定を受けた。いずれも2週間の自宅待機をお願いした。

新型コロナウイルス感染症関連検査

　診療所では検査キットの流通も遅く、1月に発注したクラボウ社の抗体検査キットは3月に入荷し、切迫早産の搬送患者に対し搬送直前にCOVID-IgM検査を施行した（陰性）。希望する常勤・非常勤の医師の検査を施行した（全員陰性）。6月に入り、Roche社のCOVID-19抗体検査を希望する職員に対し施行したが、58名全員陰性であった。

7

立ち会い分娩、里帰り分娩の工夫

表7-3 NHKによる新型コロナウイルス感染症関連ニュースと学会・医会文書の日付一覧

1月6日	厚生労働省　中国武漢で原因不明の肺炎、注意喚起
1月14日	WHO　コロナウイルス確認
1月16日	国内感染確認例(中国籍)
1月30日	WHO　「国際的な緊急事態」を宣言
2月1日	新型コロナウイルスを「指定感染症」に指定
2月3日	ダイヤモンドプリンセス号入港・停泊
	日本産婦人科医会「新型コロナウイルス感染症について」(第1報) 飛沫感染・接触感染潜伏期(10日)など
2月13日	国内死亡例確認(神奈川県)
	日本産婦人科医会「新型コロナウイルス感染症について」(第2報) 現時点で「妊婦が重症化するという報告はない」
2月18日	日本産婦人科医会「新型コロナウイルス感染症について」(第3報) 相談センターへの問い合わせ3条件：①37.5℃以上が4日(妊婦は2日)、②解熱剤を飲み続けなければならない、③強いだるさや息苦しさ 潜伏期(1〜12.5日)など
2月26日	厚生労働省「国民の皆様へのメッセージ」発出、帰国者・接触者相談センターに相談を集中
2月27日	安倍首相　全国すべての小中高校に臨時休校要請
	日本産婦人科医会「新型コロナウイルス感染症について」(第4報) 妊婦に「人混みを避ける」「頻回の手洗い・アルコール消毒」「不要不急の外出自粛」を呼びかけ 感染不安からの医療機関直接受診を控えるよう呼びかけ
	日本産婦人科医会「新型コロナウイルス感染症について」(第5報) 妊婦が感染した場合は専門の医療機関で分娩管理を行う。分娩は帝王切開が多いとの報告が中国からある。
3月9日	専門家会議　「3つの密：密閉・密集・密接」を避ける。
3月11日	WHO　パンデミック宣言
3月24日	東京オリンピック・パラリンピック延期決定
3月29日	志村けんさん死去
3月31日	日本産婦人科医会「新型コロナウイルス感染症について」(第6報) 感染した妊婦の重症化は否定的。新生児感染の報告はあるが極めて限定的
4月7日	7都府県に緊急事態宣言
	日本産婦人科医会　妊婦の皆さんへ「急な帰省分娩の検討はぜひ避けてください」
4月8日	日本産婦人科医会「新型コロナウイルス感染症について」(第7報) 厚生省ホームページ情報を加えこれまでの情報を総括
4月16日	「緊急事態宣言」全国に拡大。13都道府県は「特定警戒都道府県」
4月21日	日本産科婦人科学会／日本産婦人科医会　「帰省分娩の中止をご考慮ください」 平時と異なる行動の勘案を提案
5月7日	厚生労働省雇用環境・均等局「妊娠中の労働者のコロナウイルス感染する恐れに関する心理的なストレス」による休業を認める男女雇用機会均等法に基づく指針改正
5月14日	緊急事態宣言　39県で解除。8都道府県は継続
5月21日	緊急事態宣言　関西で解除。首都圏と北海道は継続
5月25日	緊急事態宣言解除
5月26日	日本産婦人科医会「新型コロナウイルス感染症について」(第8報) 里帰り分娩について言及「かかりつけの先生と分娩予定施設の先生とよくご相談ください」
6月19日	都道府県を跨ぐ移動制限解除

おわりに

　「感染恐怖」の真最中において、ある程度のオーバートリアージは許容されると考えるが、事後の検証は絶対に必要である。結果的に当院では院内感染の発生を抑えることができたと考えているが、果たして立ち会い分娩の一時中止や分娩室陣痛室でのゾーニングは本当に必要であり効果があったのか否か、あるいは単なる過剰な対応だったのかについては、他地域・他国などの報告を待って検証されなければならない。

　一般有床診療所レベルでは医療としての使用に耐えうる感染防御品の流通は6月末をもってしてもいまだ改善しているとは言い難く、消毒用アルコールなどはかろうじて必要量を調達できるものの、マスクは自前で輸入し、キャップ、ガウンは130℃滅菌可能なものを正規の医療機材流通ルート外で調達している。物資があって初めて安心・安全が成立することを改めて痛感している。

　マスクや頻回の手洗いを施行している人間が、自家用車あるいはガラガラの新幹線で国内移動した場合に本当に感染リスクが増大するのか否か、気を付けた生活を送っている無症状の人間が2週間以内にコロナウイルスを発症しうると考えるのが本当に正しいのか否か、そして「帰省分娩の禁止」「2週間待機」も本当に適切な処置だったのか、妊婦と家族を不安に陥れただけだったのか、後世のために検証が必要である。さらに、妊婦の感染を危惧する以上に我々医療者の感染リスクは明らかに高いことは自明であるから、医療者の検査体制、休養待機体制こそ整備を急ぐ必要がある。

　現代医療の原点に帰り、accessibility（身近で）、capability（効率的で）、feasibility（実現可能で）、affordability（手頃な価格で）、equitability（公平な）のすべての原則を備えた新型コロナウイルス感染症対策が求められる。一部の「感染恐怖パニック」鎮静化を目的として、原則に抵触するようなルールを短期間で設定することは混乱を招く可能性がある。

　診療にあたり、患者または家族が感染していないことの証明を求める場合は、医療者が感染していないことをまず証明しなければ、患者と医療者の間の平等性は保てない。一方、常に患者を診察する医療者が感染していないことを証明し続けることは非効率で、実現不可能である。

（松田秀雄）

7

立ち会い分娩、里帰り分娩の工夫

いま、妊娠・出産・育児に臨む皆さんへ

1 基本的な注意を守って生活しましょう

新型コロナウイルスの感染予防には、こまめな手洗い、外出時の
マスクの着用、ソーシャルディスタンスが基本です。
毎日の生活の中でこれらの基本的な
注意を習慣にしてください。

2 生活のリズムをつくり、適度な気分転換を

バランスのよい食事、十分な睡眠、適度な気分転換が免疫力を
高めます。家族の働き方が変わって生活のリズムが乱れがち
ですが、「新しい生活様式」を取り入れた新しい生活
のリズムをつくりましょう。
「三密」を避ければ外に出るのもOKです。
天気の良い日には家族で散歩に出るのもいいですね。

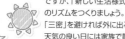

3 仕事の仕方を見直しましょう

仕事や通勤に不安がある場合は時差出勤や
テレワークが利用できます。
どのような働き方ができるか、職場とよく相談しましょう。
働く妊婦さんのために「母性健康管理措置」が準備されています。

4 新型コロナウイルスと妊娠

新型コロナウイルスは、妊娠中だからかかりやすいとか、
妊娠中に特に重症になりやすいということはありません。
また現在のところ、新型コロナウイルスによる胎児の
異常は報告されていません。
ご自身と家族が基本的な注意を守り、安心して過ごす
ことが大切です。

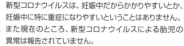

5 心配な症状があったら

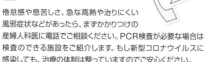

倦怠感や息苦しさ、急な高熱や治りにくい
風邪症状などがあったら、まずかかりつけの
産婦人科医に電話でご相談ください。PCR検査が必要な場合は
検査のできる施設をご紹介します。もし新型コロナウイルスに
感染しても、治療の体制は整っていますのでご安心ください。

6 不安な気持ちになったら

いまの時期、不安になって当然です。ひとりで
抱え込まずに家族や友人に不安な気持ちを
聴いてもらいましょう。困った時に他人に頼る
のは大切なことです。かかりつけの産婦人科や
地域の相談窓口も是非利用してください。

7 里帰り出産について

里帰り出産については、ご家族やかかりつけ医、
出産予定の医療機関とよくご相談ください。
里帰り出産をしない場合は、近隣で出産できる
医療機関をかかりつけ医が紹介してくれます。

8 今は赤ちゃんにとって大事な時期で あることを思い出してください

赤ちゃんはおなかの中にいる時からお母さんとの
絆をつくり始めています。新型コロナウイルスに
とらわれすぎず、赤ちゃんとの生活を大切にして
ください。生まれてきたら、お父さんも一緒に家族の絆を深めて
いきましょう。

9 サーブとリターンが赤ちゃんの脳を作ります

赤ちゃんの呼びかけ（サーブ）に対して、周囲の
大人が応えること（リターン）が赤ちゃんの脳の
発達を促します。下記で動画を紹介しています
ので、ぜひご覧ください。

10 ご主人や家族の方へ

こんなときだからこそ、夫婦や家族の
コミュニケーションが重要です。妊娠中の
不安が胎児に影響を与えることもあります。
相手の話を最後まで聞いてあげる、という思いやりが大切です。
またこの時期の育児は大変です。
お父さんも思い切って育休をとってみてはいかがでしょう！

情報提供（情報は随時更新されます）

● 妊娠と新型コロナウイルス
感染症について

日本産婦人科医会から

● 厚生労働省から

妊婦の方々への
パンフレット

メッセージ集
～妊婦のみなさま、
小さなお子さまが
いらっしゃるみなさまへ～

● 赤ちゃんとの絆づくりのために

ハーバード大学
子ども発達センター
「Brain Hero」
（日本語）

日本産婦人科医会
「赤ちゃんのふしぎな世界」

日本産婦人科医会

日本産婦人科医会は信頼される、安心と安全を目指した産婦人科医療を推し進め、母子の生命健康の保護と
女性の健康の維持・増進に取り組むために組織された公益社団法人です。
東京都新宿区市谷八幡町14番地 市ケ谷中央ビル4階　TEL:03-3269-4739 FAX:03-3269-4730 URL:www.jaog.or.jp

MCMC
Mental-health Care for
Mother and Child

コロナな世の中で安心して出産するために！

お産の時期にコロナ陽性またはコロナ疑いとなった場合、帝王切開となったり、赤ちゃんと離ればなれになったりおっぱいをあげられなくなることがあります。

① できる限り外出しているご家族との接触を避け、食事や寝室の場所を分けましょう。
（特に36週以降ご注意ください）

共有スペースの利用は最小限に、個室など部屋を分けることが難しい場合は、2m以上の距離を保ったり、仕切りやカーテンの設置をオススメします。

36週以降はできるだけお買い物に出なくて済むよう工夫しましょう。

STAY HOME

② 家でもマスクをつけてもらいましょう。

③ お風呂は最初に入りましょう。

④ タオルは共有せず、自分専用の清潔なものを使いましょう。

⑤ こまめに手を洗いましょう。

ご帰宅したらまず手洗い！20秒以上の石鹸手洗い、またはアルコール消毒。

洗っていない手で目・鼻・口を触らない。顔を触る時には、手を洗いましょう。

（厚労省Q&A参照）

⑥ お部屋の換気をしましょう。

1〜2時間に1回、5〜10分

⑦ 共有部分のドアノブや手すりなど、拭き取り消毒しましょう。

消毒用アルコールのほか、家庭用市販次亜塩素酸も使用可能です。

洗濯や食器の洗浄は通常通りでよいですが、ご自身でする場合は手袋とマスクをつけましょう。

⑧ ゴミの処理はご家族にお願いしましょう。

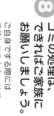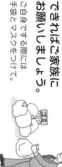

ご自身でする際には、手袋とマスクをつけて。

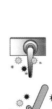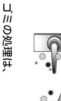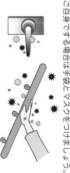

心配事がある時は、SNSではなくかかりつけ医に相談しましょう。

同居のご家族も熱を測るなど健康観察をし、不要不急の外出は避け、症状持続時には、かかりつけ医や帰国者・接触者相談センターに相談しましょう。

©大阪赤十字病院/周産期専門医 浦川晶／ながたクリニック院長 永田理希 資料改変／ハラ産婦人科院長 橋井康二 監修

『産科の感染防御ガイド』 MC メディカ出版

ダウンロード

コロナな世の中で 安心して 産後を過ごすために!

1
赤ちゃんに触れる前後、おっぱいの前後は、こまめに手を洗いマスクをしましょう。
長い髪は、束ねておきましょう。
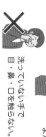
洗っていない手で
目・鼻・口を触らない。

2
お部屋の換気をしましょう。
1～2時間に
1回、
5～10分。

赤ちゃんに触る前には、20秒以上の石鹸手洗い。または(は)アルコール消毒。
マスクをしましょう。

3
できる限りご家族との接触を避け、食事や健室の場所を分けましょう。
(特に産後6週間はご注意ください)
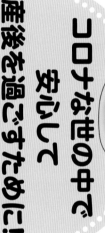

4
よく外出するご家族は、ご帰宅と同時に、まず手洗い・うがい。家でもマスクをつけてもらいましょう。
共有スペースの利用は最小限に、個室など部屋を分けることが難しい場合は、2m以上の距離を保ったり、仕切りやカーテンの設置をオススメします。

STAY HOME

5
シャワー・入浴は、ご家族より先に入りましょう。タオルは共有せず、自分専用の清潔なものを。
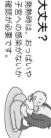

ママがコロナ陽性または疑いとなった場合
赤ちゃんにあげられなくなったり
おっぱいをあげられなくなることがあります。
産後は、その他の感染症（乳腺炎・産じょく熱）も
起こりやすい時期です。
いずれも早期の対応が必要です。

6
共有部分のドアノブや手すりなど、拭き取り消毒をしましょう。
消毒用アルコールのほか、家庭用市販塩素系漂白剤も使用可能です。洗濯や食器の洗浄は通常通りでよいです。ご自身でする場合は手袋とマスクをつけましょう。
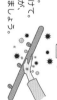

7
ゴミの処理は、できればご家族にお願いしましょう。
ご自身でする際には手袋とマスクをつけて。

8
乳腺炎では？下腹痛や悪露は大丈夫？
発熱時は、おっぱいや子宮への感染がないか確認が必要です。

9
免疫力UPのため、栄養素たっぷりの食事と休養を！
ま ご わ や さ し い わ

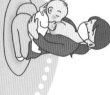
在宅ワーク&手洗い動画
コロナ人の家庭情報
妊娠中の方向け手洗い動画
コロナウイルス感染症情報
厚労省 新型コロナQ&A

同居のご家族も熱を測るなど健康観察をし、不要不急の外出は避け、症状持続時には、かかりつけ医や帰国者・接触者相談センターに相談しましょう。
心配事がある時は、SNSではなくかかりつけ医に相談しましょう。

©大阪赤十字病院 周産期専門医 浦川晶／なかたクリニック院長 永田理希 資料改変／バンイ産婦人科院長 橋井康二 監修　『産科の感染防御ガイド』 MCメディカ出版

ダウンロード

コロナ疲れに負けない！ 心のととのえ方

先の見えない自粛生活に感染症対策で妊娠や子育て・家族との関わりに不安や怖れを感じたり気持ちが落ち込んだりする

突然生活スタイルが変わる

不安・抑うつ

ストレス反応

あなただけではありません 一緒に乗り越えていきましょう

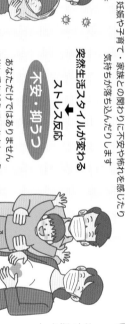
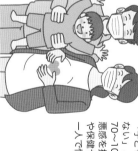

① 一人で悩んでいませんか？
まずは私たちに話してください！話すこと、聞いてもらうことで、何が起こっているか整理でき、安心できることがあります。

② リラクゼーション＆マインドフルネス
呼吸法や瞑想法、ストレスをクリーニングし、たまりにくくしてくれます。

③ 感染が不安で孤立・生活に支障が出ている
外出を控える中でも、SNSやビデオ通話、Skype、Zoomなどを用いて連絡を取りましょう。外出時と同じように身づくろいをして、慣れ親しんだ生活習慣を部分的に維持しましょう。

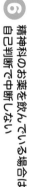

④ 眠れない…
睡眠の問題は、妊娠中の女性の約80%が抱えています。睡眠の量と質を安定させるため、カフェインリズムを安定させるため、寝る90分前に入浴し、クールダウン。しっかり朝日を浴びましょう。就寝時間を一定に、起床時間を一定に。日中の短い時間の仮眠も良いことです。

⑤ 「誰にも理解してもらえない…」「助けを求めてもムリかな…」
無力感や孤独感で苦しくなったら、完璧を求めず、ありのままの自分を受け止めて、周囲と共有することをためらわないでください。自分を責めないで。

⑥ 精神科のお薬を飲んでいる場合は 自己判断で中断しない
赤ちゃんへの影響を心配し、治療を中断すると、再発したりさらに悪くなったりするリスクが高くなります。医師に相談し、治療を継続しながら処方内容や服薬方法を調整しましょう。

⑦ パニック発作
急な不安とともに具合が悪くなり、気が遠くなったり、息苦しさを感じたりします。出産後に出やすい症状です。カフェインは不安を誘発する場所での呼吸法やリラクゼーションの習慣を作りましょう。

⑧ 無意識に強迫的な思考や行動を繰り返してしまう
「子どもを傷つけてしまうかもしれない」という心配は、新米ママの70〜100%が経験するものです。罪悪感を持たないでかかりつけの産科や保健センターに相談しましょう。一人で悩まないで！

⑨ ボンディング（絆）がメンタルヘルスを支える
赤ちゃんへの絆の感情を感じるタイミングや強さには個人差があります。ミルクや母乳をやわらげ、通

⑩ 息抜き（レスパイト）は必要
保育所に預けたり、家族に頼んで息抜きをしたりすることは、閉塞感をやわらげ、適切な育児につながります。

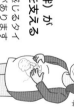
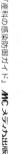

産婦人科・小児科・精神科・地域保健センター・子育て世代包括支援センターなどの連携支援を受けることができます。困った時はお気軽にお声がけください。

©医療法人ハシイ産婦人科

「産科の感染防御ガイド」 MCメディカ出版

リーフレットのダウンロード方法

本書168～171ページに掲載しているリーフレットは、弊社webサイトからダウンロードすることができます。プリントアウトして妊産婦さんや産後のお母さんに配布するなど、自由にご使用ください。また、ダウンロードマーク　⬇ダウンロード　が付いている表(チェックリストなど)のExcelデータもダウンロードしていただけます。自施設用にカスタマイズしてご活用ください。

①メディカ出版ホームページにアクセスしてください。

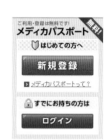

　https://www.medica.co.jp/

②ログインします。

　　※メディカパスポートを取得されていない方は、
　　「はじめての方へ / 新規登録」(登録無料) からお進みください。

③『産科の感染防御ガイド』の紹介ページ

(https://www.medica.co.jp/catalog/book/8114)を開き、

「リーフレットのダウンロードはこちら」をクリックします

　　(URLを入力していただくか、キーワード検索で商品名を検索し、本書紹介ページを開いてください)。

④「ファイルライブラリ」ページに移動します。

　「ロック解除キー入力」ボタンを押すと、ロック解除キーの入力画面が出ます。

　(ロック解除キーボタンはログイン時のみ表示されます)。

　　　　入力画面にロック解除キーを入力して、送信ボタンを押してください。

ロック解除キー　　sankacovid19

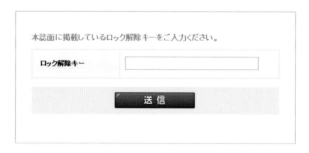

⑤「ロック解除キー入力」ボタンが「ダウンロード」に更新され、

　リーフレットなどのダウンロードが可能になります。

web 動画の視聴方法

産科における新型コロナウイルス感染症への対策をweb動画で学ぶことができます。本書と併せて、院内学習や自己学習でご活用ください。

①メディカ出版ホームページにアクセスしてください。

https://www.medica.co.jp/

②ログインします。

※メディカパスポートを取得されていない方は、
「はじめての方へ / 新規登録」（登録無料）からお進みください。

③『産科の感染防御ガイド』の紹介ページ

(https://www.medica.co.jp/catalog/book/8114)

を開き、右記のバナーをクリックします

（URL を入力していただくか、キーワード検索で商品名を検索し、
本書紹介ページを開いてください）。

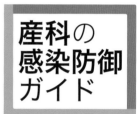

④「動画ライブラリ」ページに移動します。

「ロック解除キー入力」ボタンを押すと、ロック解除キーの入力画面が出ます。

（ロック解除キーボタンはログイン時のみ表示されます）。

入力画面にロック解除キーを入力して、送信ボタンを押してください。

ロック解除キー　　sankacovid19

⑤「ロック解除キー入力」ボタンが「動画を見る」に更新され、
動画コンテンツが視聴可能になります。

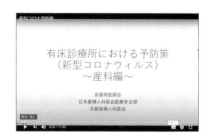

*なお、web サイトのロック解除キーは本書発行日（最新のもの）より 3 年間有効です。
有効期間終了後、本サービスは読者に通知なく休止もしくは終了する場合があります。
*メディカパスポート ID・パスワードの、第三者への譲渡、売買、承継、貸与、開示、漏洩にはご注意ください。
*動画は PC（Windows / Macintosh）、スマートフォン・タブレット端末（iOS / Android）で閲覧いただけます。推奨環境の詳細につきましては、弊社 WEB サイト「よくあるご質問」ページをご参照ください。
*ダウンロードした Excel データはテンプレートとしてご利用いただくものです。雑誌や書籍、その他の媒体および学術論文に転載をご希望の場合は、当社まで別途お問い合わせください。
*ダウンロードした資料をもとに作成・アレンジされた個々の制作物の正確性・内容につきましては、当社は一切責任を負いません。

おわりに

　今回のテキスト作成のきっかけは、産科での感染防御の基本を解説した動画でした。これは京都府医師会の松井道宣会長の支援で、産科の有床診療所で必要な感染防御の基礎を学ぶために感染症対策の専門家の指導で我々が作成したものです。松井先生と京都府内の多くの施設の感染症対策の専門スタッフの支援がなければ作成できませんでした。この場を借りて感謝します。

　今回、執筆をお願いした先生は各地域で感染症対策の責任ある立場で多忙を極める方ばかりです。そのような環境にもかかわらず次々と押し寄せる感染の波に備えるために尋常ではない速度で仕上げていただきました。十分なエビデンスがまだ出そろっておらず、日々新たな情報が駆け巡る中でまとめていただくのは大変な作業であったと思います。急かして本当に申し訳ありませんでした。お許しください。

　また、J-CIMELSの全国のインストラクターがテキストに必要な情報を提供してくれました。おかげさまで現場の声をたくさん聞けました。すべてテキストの糧になっております。ありがとうございました。新型コロナ感染症が収束し、各地で皆様とJ-CIMELSのコースでお会いするのを楽しみにしています。

　新型コロナウイルスの解析が進み、世界からのエビデンスが集積することで対応策も異なる可能性があります。次回改訂の際には新たな知見を取り込んでバージョンアップしていきたいと考えております。

2020年8月

橋井 康二

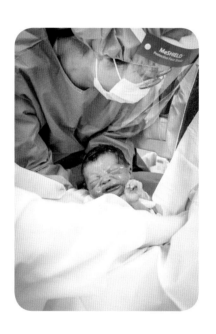

産科の感染防御ガイド－新型コロナウイルス感染症に備える指針

2020年10月1日発行　第1版第1刷ⓒ

監　修　日本産婦人科医会

　　　　日本母体救命システム普及協議会

編　集　橋井 康二・関沢 明彦

発行者　長谷川 素美

発行所　株式会社メディカ出版
　　　　〒532-8588
　　　　大阪市淀川区宮原3-4-30
　　　　ニッセイ新大阪ビル16F
　　　　https://www.medica.co.jp/

編集担当　木村有希子

装幀・組版　イボルブデザインワーク

本文イラスト　もろずみとしよ

印刷・製本　株式会社シナノ パブリッシング プレス

本書の複製権・翻訳権・翻案権・上映権・譲渡権・公衆送信権（送信可能化権を含む）は、（株）メディカ出版が保有します。

ISBN978-4-8404-7259-3　　　　　　　　　　　　　　　Printed and bound in Japan

当社出版物に関する各種お問い合わせ先（受付時間：平日9：00〜17：00）
●編集内容については、編集局 06-6398-5048
●ご注文・不良品（乱丁・落丁）については、お客様センター 0120-276-591
●付属の CD-ROM、DVD、ダウンロードの動作不具合などについては、デジタル助っ人サービス 0120-276-592